国家眼耳鼻喉疾病临床医学研究中心
温州医科大学附属眼视光医院　**权威发布**

新型冠状病毒肺炎眼部防护 50讲

主　编　瞿　佳　胡　亮

编　委　（按照姓氏拼音排序）

陈华蓉　葛　蓓　巩倩文　胡　亮　胡志翔
黄　芳　黄小明　黄小琼　金婉卿　李英姿
林　豪　林　蒙　瞿　佳　施颖辉　涂云海
王毓琴　王爱孙　汪育文　许志强　余新平
郑美琴　郑钦象

科学技术文献出版社
SCIENTIFIC AND TECHNICAL DOCUMENTATION PRESS
·北京·

图书在版编目（CIP）数据

新型冠状病毒肺炎眼部防护50讲 / 瞿佳，胡亮主编. —北京：科学技术文献出版社，2020. 2
ISBN 978-7-5189-6429-1

Ⅰ. ①新… Ⅱ. ①瞿… ②胡… Ⅲ. ①日冕形病毒—病毒病—肺炎—预防（卫生）②眼病—防治 Ⅳ. ①R563.101 ②R771

中国版本图书馆CIP数据核字（2020）第027060号

新型冠状病毒肺炎眼部防护50讲

策划编辑：孔荣华　蔡　霞　责任编辑：蔡　霞　责任校对：王瑞瑞　责任出版：张志平

出 版 者　科学技术文献出版社
地　　址　北京市复兴路15号　邮编 100038
编 务 部　(010) 58882938，58882087（传真）
发 行 部　(010) 58882868，58882870（传真）
邮 购 部　(010) 58882873
官方网址　www.stdp.com.cn
发 行 者　科学技术文献出版社发行　全国各地新华书店经销
印 刷 者　北京地大彩印有限公司
版　　次　2020 年 2 月第 1 版　2020 年 2 月第 1 次印刷
开　　本　787 × 1092　1/32
字　　数　68 千
印　　张　3.25
书　　号　ISBN 978-7-5189-6429-1
定　　价　18.00元

主编简介

瞿佳，教授、主任医师、博士研究生导师，现任温州医科大学眼视光医学部主任。兼任国家眼耳鼻喉临床医学研究中心主任、眼视光学和视觉科学国家重点实验室主任、国家眼视光工程技术研究中心主任、国务院学位委员会临床医学学科评议组成员、教育部高等学校眼视光医学教学指导委员会主任委员、中国老年医学学会眼科学分会主任委员、中华医学会眼科学分会副主任委员。《中华眼视光学与视觉科学杂志》主编、*Eye and Vision* 杂志主编。

温州医科大学原校长（2002. 5—2015. 10）。创建了中国眼视光学学科，建成了富有特色的眼视光医疗、教育、科学研究、科研转化综合体系，在国际眼视光学领域具有影响力。近 40 年的学术造诣主要聚焦在眼科临床和基础研究、近视的发生机制和临床干预研究、眼科遗传病研究等。获得两项国家科技进步二等奖，两项国家自然科学基金重点项目。国家重大基础研究发展计划（“973”计划）的首席科学家。

胡亮，留美博士。温州医科大学科技处副处长、浙江省眼科医院宁波院区副院长、温州医科大学眼视光研究院院长、温州医科大学眼视光工程技术研究中心主任。中华医学会眼科学分会眼视光学组秘书，中国医师协会眼科医师分会青委会委员兼总干事，中国医师协会眼科医师分会眼视光专业委员会委员，海医会眼科专委会眼屈光及视功能疾患学组副组长，中国医疗保健国际交流促进会理事，《中华眼视光与视觉科学》杂志编委，美国 Bascom Palmer 眼科医院访问学者，第一届中国眼视光年度新秀获得者，中国眼视光英才项目“明日之星”首期成员。

长期致力于近视防控、屈光手术、眼表功能方面的研究。擅长屈光手术矫治近视、远视、散光等，成功诊治屈光不正患者数万例。主持和参与国家级、省部级等 20 余项课题，发表 SCI、中华医学系列等论文 50 余篇；主编、参编 10 余部教材及著作。获国家级教学成果二等奖、中华医学奖一等奖、浙江省科技进步一等奖等多个奖项。

序言

自 2019 年 12 月以来，新型冠状病毒肺炎（以下简称新冠肺炎）疫情在全国范围迅速蔓延，生命重于泰山，责任担当在肩，疫情发生以来，习近平总书记和党中央、国务院高度重视，做出一系列重要指示，如何确保人民群众生命安全和身体健康，打赢这场疫情防控阻击战成为全国人民最关心、最重视的头等大事。在党中央、国务院和国家卫生健康委员会的领导和组织协调下，举国上下共同迎击新型冠状病毒肺炎，现已取得了阶段性和决定性的胜利。

这是一场没有硝烟的战争，当前全国上下仍在与新型冠状病毒进行一场殊死搏斗，它不仅需要医务工作者们夜以继日地救治病患，科研工作者们马不停蹄地研制检测试剂、疫苗和药物等，更需要全社会、全方位的卓有成效的工作，共同为打赢这场疫情防控阻击战全力以赴，提供支持。目前虽然疫情已得到逐步控制，但防控形势仍很严峻，其中眼科也不例外，1 月 22 日，全国肺炎专家小组成员王广发教授报告，他在武汉检查期间被新型冠状病毒感染，虽然他已做了戴口罩等的防护，但没有戴任何保护眼睛的防护器具，而且在肺炎发作前几天，他的眼睛发红，他认为是由于眼睛未做好防护，极有可能病毒通过眼睛感染了人体。前不久，武汉市中心医院李文亮医生不幸患新型冠状病毒肺炎离世，而他正是我们的眼科同道，而且我也已知还有一些眼科医生感染发病。尽管新型冠状病毒有可能通过眼睛传播的途径目前仍未得到证实，但新型冠状病毒肺炎这类传染病与眼科具有密不可分的联系已是高度一致的共识，因此，眼科界必须对这类新型冠状病毒传染病防治更加关注，更加主动，同时需要更加重视和开展眼部被感染以及可能成为潜在传染源的可能性的科学研究和临床防护。

针对不同群体的不同防护需求，国家眼耳鼻喉疾病临床医学研究中心、温州医科大学附属眼视光医院在前期临床实践和调研的基础上，迅速组织了中心的医生和专家们编写了眼部防护冠状病毒的科普知识 50 讲。本书针对人群包括医护人员及普通民众，内容涵盖一线医护人员防护、眼科医护人员防护、普通个人防护、常见眼病的自我管理、眼科手术术后注意事项、疫情期间居家用眼注意事项等，旨在普及关于新型冠状病毒眼科防控知识，希望读者从中获益，做好自身防护，安全度过此次疫情。同时也为今后类似的传染病及相关疾病眼部防护提供参考。

本书编写时间仓促，难免有不足之处，请予以指正。随着对疾病认识的深入和疫情形势的变化，一些防护措施，包括眼部的防护可能会进一步更新，请及时关注。疫情就是命令，防控就是责任。让我们共同携手，坚定信心，同舟共济，科学防治，精准施策，共克时艰。

是为序。

瞿佳

2020 年 2 月 15 日

目录

第 1 课　新型冠状病毒感染的危害 ………………1

1. 什么是新型冠状病毒肺炎 ……………………………2
2. 新型冠状病毒的传播途径 ……………………………2
3. 新型冠状病毒感染的临床表现 ………………………4
4. 眼睛可以传染吗? ……………………………………5

第 2 课　一线医护人员必知的防护细节 …………7

5. 医务人员的分级防护要求 ……………………………8
6. 医院预防感染的防护原则 ……………………………9
7. 各类眼部护具的选择和正确使用方法 ………………10
8. 佩戴护目镜防雾指导 …………………………………12
9. 普通门诊的防护措施 …………………………………15
10. 密切接触新型冠状病毒肺炎患者的医护人员的防护措施 ……………………………………………16

第 3 课　眼科医护人员必知的防护细节 ………17

11. 眼科急门诊医护人员的防护措施 ……………………18
12. 眼科病房管理防护措施 ………………………………19
13. 眼科手术的围手术期防护措施 ………………………24
14. 重视眼科医疗设备与器械的清洁与消毒 ……………28
15. 发热或疑似新型冠状病毒肺炎患者的处理与汇报 ……………………………………………………30
16. 眼科发生院内感染和医护人员感染后的处理措施 ……………………………………………………32

第 4 课　普通患者必知的防护细节 33

17. 如何正确戴口罩和洗手 34
18. 疫情期间出行的注意事项 37
19. 如何做好眼部的防护？ 39
20. 疫情期间得了结膜炎怎么办？ 40
21. 疫情期间如何网上看眼病？ 41
22. 哪些眼部症状或者情况必须要去就诊 46
23. 就诊时需要注意的事项 47

第 5 课　疫情期间居家用眼注意事项 48

24. 居家如何实施儿童近视防控 49
25. 隐形眼镜配戴者的护理与使用 50
26. 眼药水的正确使用 52
27. 消毒剂等化学物入眼的预防与紧急处理 53
28. 紫外线消毒灯等强光源的正确使用 54
29. 眼外伤的预防与紧急处理 55

第 6 课　疫情期间常见眼病的自我管理 57

30. 高度近视和散光应该如何注意用眼？ 58
31. 放假期间如何进行儿童弱视保健？ 59
32. 白内障患者日常注意事项 61
33. 加强青光眼自我管理 62
34. 葡萄膜炎患者抗疫支招 65
35. 当“假肉”爬上你的眼 67

36. 眼睛发现“飞蚊”了怎么办? 68
37. 眼睛干了怎么办? 70
38. 眼睛突出了怎么办? 72
39. 眼睛“红”了怎么办? 73
40. 眼睛“流泪”了怎么办? 75
41. 眼睛痒了怎么办? 76
42. 眼睛痛了怎么办? 77

第 7 课　眼病术后无法及时就诊，居家应该正确保养 79

43. 近视术后应该如何保养？......80
44. 斜视术后应该如何保养? 82
45. 翼状胬肉术后应该如何保养? 83
46. 角膜移植术后应该如何保养? 84
47. 白内障术后应该如何保养? 85
48. 青光眼术后应该如何保养? 86
49. 眼外伤术后应该如何保养? 87
50. 玻璃体视网膜术后应该如何保养? 88

参考文献 90

一分钟快速掌握防护常识

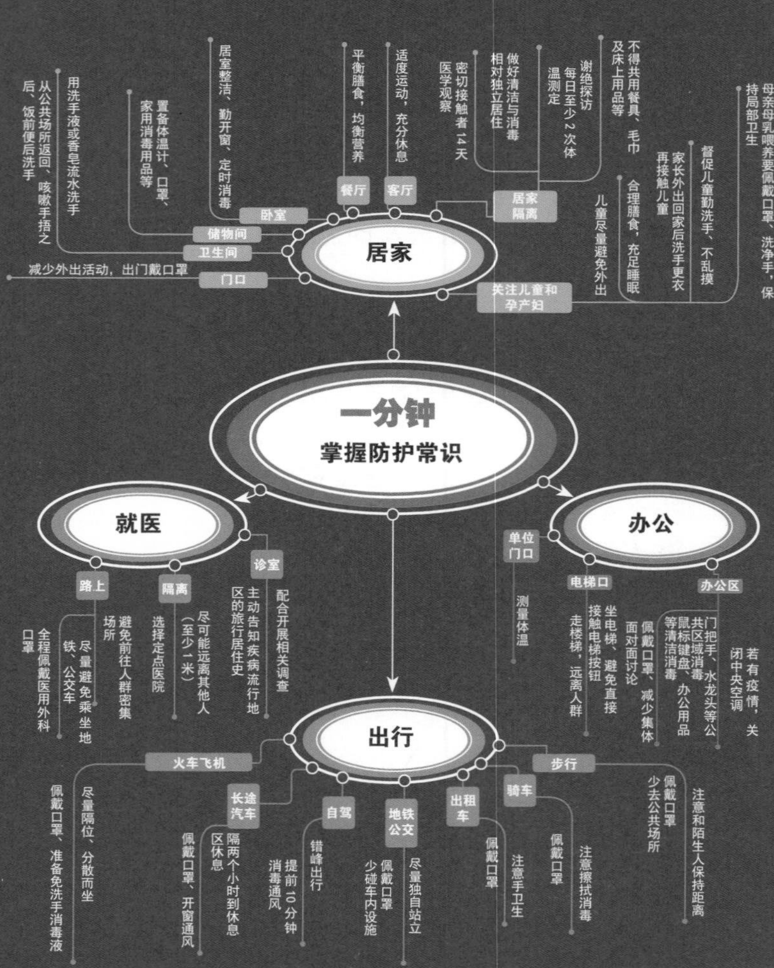

一分钟
掌握防护常识
居家
门口
减少外出活动，出门戴口罩
卫生间
从公共场所返回、咳嗽手捂之后、饭前便后洗手
用洗手液或香皂流水洗手
储物间
置备体温计、口罩、家用消毒用品等
卧室
居室整洁、勤开窗、定时消毒
餐厅
平衡膳食，均衡营养
客厅
适度运动，充分休息
居家隔离
密切接触者14天医学观察
做好清洁与消毒相对独立居住
谢绝探访
每日至少2次体温测定
不得共用餐具、毛巾及床上用品等
关注儿童和孕产妇
儿童尽量避免外出
合理膳食，充足睡眠
督促儿童勤洗手、不乱摸
家长外出回家后洗手更衣再接触儿童
母亲母乳喂养要佩戴口罩、洗净手，保持局部卫生
就医
路上
全程佩戴医用外科口罩
尽量避免乘坐地铁、公交车
隔离
避免前往人群密集场所
选择定点医院
尽可能远离其他人（至少1米）
诊室
主动告知疾病流行地区的旅行居住史
配合开展相关调查
办公
单位门口
测量体温
电梯口
走楼梯，远离人群
坐电梯，避免直接接触电梯按钮
办公区
佩戴口罩、减少集体面对面讨论
鼠标键盘、办公用品等清洁消毒
门把手、水龙头等公共区域消毒
若有疫情，关闭中央空调
出行
火车飞机
佩戴口罩、准备免洗手消毒液
尽量隔位、分散而坐
长途汽车
佩戴口罩、开窗通风
隔两个小时到休息区休息
自驾
提前10分钟消毒通风
错峰出行
地铁公交
佩戴口罩少碰车内设施
尽量独自站立
出租车
佩戴口罩
注意手卫生
骑车
佩戴口罩
注意擦拭消毒
步行
佩戴口罩少去公共场所
注意和陌生人保持距离

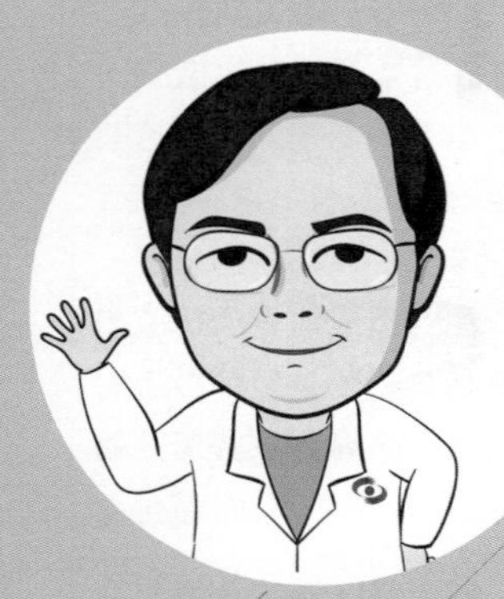

第 1 课

新型冠状病毒感染的危害

1 什么是新型冠状病毒肺炎

新型冠状病毒肺炎（COVID-19），由新型冠状病毒感染引起，主要是以发热、乏力、干咳为主要表现的一种病毒性肺炎，少数患者伴有鼻塞、流涕、腹泻、眼红等症状，诊断依赖于接触病史、临床表现和实验室检测结果的综合评定。冠状病毒是一种单股正链 RNA 病毒，对紫外线和热敏感，56℃持续 30min、乙醚、75％乙醇、含氯消毒剂、过氧乙酸和氯仿等脂溶剂，均可有效灭活病毒。新型冠状病毒感染后，潜伏期在 1 ～ 14 天，潜伏期内的受感染者，发病后的患者，以及无症状的感染者都可能成为传染源，造成病毒的扩散与传播，根据目前的报道，病毒的传播途径主要是经呼吸道的飞沫传播和接触传播两种，与上述病毒携带者存在密切接触的人群，都有可能受到感染。如果在发病前 14 天内存在可疑的接触史，以及具有发热、呼吸道症状等不适症状，高度怀疑是新型冠状病毒感染的患者，请及时前往发热门诊就诊。

总体而言，新型冠状病毒具有高度传染性，但大多数患者为轻症表现，总体病死率低，做好自身保护，切断传播途径，是打赢这一疫情的核心环节。

2 新型冠状病毒的传播途径

（1）飞沫传播

飞沫传播，是空气传播的一种方式，患者或病毒携带者在咳嗽、打喷嚏、大声说话等时从口腔或鼻腔喷出飞沫（> 5μm 的含水颗粒），其中可携带多种致病微生物，包括新型冠状病毒。飞沫随空气短时间流动，由下一位接触者因呼吸、张口等吸入造成新的感染。一般情况下，飞沫传播在与传染源近距离接触（< 1m）才可能发生，只能感染传染源周围的密切接触者。

气溶胶传播，是指飞沫混合在空气中，形成一种特殊的小颗粒（直径 0.001 ～ 100μm），可在空气中长时间留存或流动到远处，造成新的感染，但这一传播方式在室外、大街等空旷的地方不容易发生（在空旷通风的场所病毒的密度不足），主要在特定工作环境、空气不流通的场所有传播的风险，包括密闭的办公室、电梯、医院等。也就是说，在相对封闭的环境中长时间暴露于高浓度气溶胶情况下存在经气溶胶传播的可能，但目前的防护措施针对这一传播途径也是有效的。

（2）接触传播

接触传播，是经由接触携带病毒的人或物体，进入体内的传播途径，分为直接接触和间接接触两种。直接接触是指皮肤和黏膜（口、鼻、眼）直接接触患者或病毒携带者；间接接触是指皮肤和黏膜接触到患者或病毒携带者的分泌物、体液、排泄物及被这些污染的物品和器具等。

直接接触，通常发生在密切接触者之间，即与可能的病毒携带者有共同居住、学习、工作的接触，或使用同一教室、房屋、交通工具且有近距离接触等情况。

间接接触，通常以手作为传播媒介，手在接触了被污染的物品后，在揉眼睛、挖鼻等动作后，接触自身的皮肤、眼、口、鼻等部位，造成感染。

3 新型冠状病毒感染的临床表现

目前来说，新型冠状病毒肺炎患者的早期症状以发热、乏力、干咳为主，已报道的初始症状包括呼吸道、胃肠道、肝脏、心脏及眼部症状，包括鼻塞、流涕、咽痛、肌痛和腹泻等，眼部症状以结膜炎为代表。

轻型患者仅表现为低热、轻微乏力等，无肺炎表现，甚至存在部分无症状，但实验室检测（核酸检测）是阳性的无症状感染者；重型患者多在发病一周后出现呼吸困难和（或）低氧血症，严重者快速进展为急性呼吸窘迫综合征、脓毒症休克、难以纠正的代谢性酸中毒和出凝血功能障碍及多器官功能衰竭等，值得注意的是重型、危重型患者病程中可为中低热，甚至无明显发热。

这里要提到一个概念，也就是我们说的“炎症风暴”，当人体的某些部位（如肺部）被病毒感染时，身体的免疫细胞会分泌一些细胞因子，细胞因子聚集在感染的部位，将会引导启动更大的炎症反应、吸引更多的免疫细胞聚集，使得机体局部的炎症不断增强，在适度的范围内，这帮助身体杀灭了病毒和各种有害物质，但过度的炎症就会损伤正常的机体功能，反而使得感染症状加重和扩散，在医学上，这被称为全身炎症反应综合征。

在新型冠状病毒肺炎患者中，炎症风暴的出现不但会导致肺部的损伤，还会引起肾脏、肝脏、心脏等的损伤，最终诱导急性呼吸窘迫综合征、多器官功能衰竭等的出现，这与重症患者的临床表现密切相关。

4 眼睛可以传染吗?

尽管目前新型冠状病毒有可能通过眼睛传播的途径仍未得到证实，但根据目前的研究和报道，新型冠状病毒肺炎这类传染病与眼科具有密不可分的关系已是高度一致的共识，要重视眼部被新型冠状病毒感染的危险性，以及泪液、眼部分泌物成为潜在传染源的可能性。

首先，针对新型冠状病毒结构的研究发现，它和 SARS 病毒具有一定程度上相似的结构，都可与人体细胞的 ACE2 受体结合，导致病毒侵入人体。存在这一受体的组织，包括肺部、肠道、心脏，以及眼部的结膜和角膜组织，都可能成为新型冠状病毒的靶器官，这是新型冠状病毒可能通过眼睛传染的生物学基础。另外，假使眼部遭受新型冠状病毒感染，目前尚无直接的证据显示被感染者的泪液、眼部分泌物会造成病毒的二次传播，且有研究发现，新型冠状病毒肺炎的患者结膜囊病毒检出率极低。但在既往对 SARS 的研究发现，部分 SARS 患者的泪液可检出 SARS 病毒，针对受感染者泪液的病毒检测和这一可能传播途径的预防仍然是十分有必要的。

其次，人眼在解剖学结构上和呼吸道是密切相关的，眼表泪液经泪管收集并送至下鼻道实现向呼吸道组织引流。虽然结膜、巩膜、角膜、泪道上皮会吸收泪液，但大部分泪液会排入鼻咽腔或被吞咽，眼表接触病毒后，可能不存在明显的感染症状，但病毒已经泪道入鼻，从而引起肺部感染。既往关于其他呼吸道病毒研究中发现，在有症状，慢性和无症状个体的泪液中均检测到较多病毒，这些都强烈提示呼吸道病毒感染后眼部受累的可能性及反过来通过眼部引流入呼吸道的可能性。

综上所述，新型冠状病毒通过眼睛传染的途径囊括了接触传播（眼结膜沾染到患者或病毒携带者的体液和分泌物等、接触被污染的手时发生）和飞沫传播（飞沫或气溶胶入眼），同时，被感染者眼部的眼泪和分泌物可能通过类似于飞沫传播的途径造成病毒的二次传播，这对于眼科医生或眼科就诊患者是非常重要的，在眼科的诊疗活动中，泪液及眼部分泌物的接触和在空气中的扩散是十分常见的，必须高度重视。

新型冠状病毒感染后眼部的首发症状为结膜炎，不具有特征性的表现，通常为突发的眼红，可能伴有水样或黏液样的分泌物，伴或不伴有眼痒等症状，若自身存在可疑的接触史或发热、乏力等症状，建议尽快就诊，否则可暂缓就诊，居家观察。做到勤洗手、不摸眼睛、不揉眼睛是应对这一传播的最好方式。

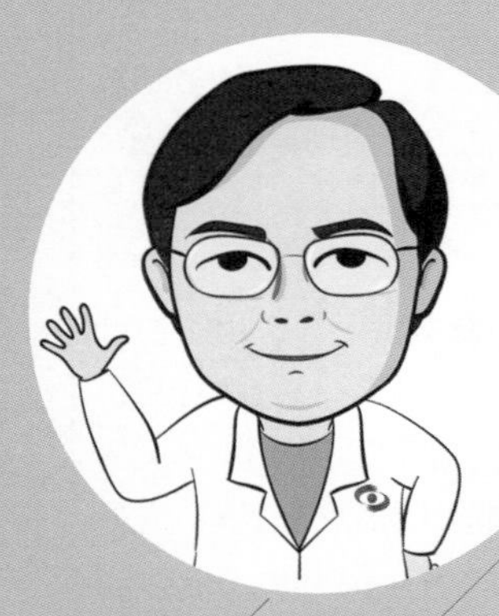

第 2 课

一线医护人员必知的防护细节

5 医务人员的分级防护要求

医务人员应掌握防护用品的选择指征及使用方法，能正确且熟练地穿脱防护用品，在脱去手套、隔离衣等防护用品后立即进行手卫生。医务人员的三级防护标准如下：

（1）一级防护

穿戴一次性工作帽、一次性外科口罩、工作服（白大褂），必要时戴一次性乳胶手套。适用于一般诊疗活动：预检分诊、普通门诊、感染科门诊。

（2）二级防护（加强防护）

穿戴一次性工作帽、防护眼镜（防雾型）、医用防护口罩（N95）、防护服或工作服（白大褂）外套一次性防护服、一次性乳胶手套，必要时穿一次性鞋套。适用于医务人员在从事与患者有密切接触的诊疗活动时（如发热门诊、留观室、隔离病房）。

（3）三级防护（额外防护）

穿戴一次性工作帽、全面型呼吸防护器或正压式头套、医用防护口罩（N95）、防护服或工作服（白大褂）外套一次性防护服、一次性乳胶手套和（或）一次性鞋套。适用于医务人员为患者实施吸痰、呼吸道采样、气管插管和气管切开等有可能发生患者呼吸道分泌物、体内物质的喷射或飞溅的工作时。

三级防护用品穿脱流程

6 医院预防感染的防护原则

本次新型冠状病毒肺炎主要传播途径是经呼吸道飞沫传播和接触传播，所以医院感染防控应在遵循标准预防基础上，加上空气隔离、飞沫隔离、接触隔离。

医疗机构和医务人员应当强化标准预防措施的落实，做好诊区、病区（房）的通风管理，严格落实《医务人员手卫生规范》要求，佩戴医用外科口罩或医用防护口罩，必要时戴乳胶手套。

（1）接触患者的血液、体液、分泌物、排泄物、呕吐物及污染物品时：戴清洁手套，脱手套后洗手。

（2）可能受到患者血液、体液、分泌物等喷溅时：佩戴医用防护口罩、护目镜、穿防渗隔离衣。

（3）为疑似患者或确诊患者实施可能产生气溶胶的操作（如气管插管、无创通气、气管切开、心肺复苏、插管前手动通气和支气管镜检查等）时：①采取空气隔离措施；②佩戴医用防护口罩，并进行密闭性能检测；③眼部防护（如护目镜或面罩）；④穿防体液渗入的长袖隔离衣，戴手套；⑤操作应当在通风良好的房间内进行；⑥房间中人数限制在患者所需护理和支持的最低数量。

（4）加强手卫生：严格按“二前三后”洗手指征，按照七步洗手法（内外夹弓大立腕）清洁双手和进行手消毒。

7 各类眼部护具的选择和正确使用方法

眼部护具可提供防护屏障，减少或防止病毒进入眼睛，避免病毒通过眼结膜导致感染。

（1）各类眼部护具（表 1）

1）护目镜：最好选择无通风孔、与面部接触紧密的类型，可以起到密封、遮边的功能，物理阻隔感染物、播散物或呼吸气体中的小颗粒溅入眼部，但对脸部其他部分没有保护作用。建议戴好帽子后再佩戴护目镜。

2）面罩：可遮挡前方和周边，可物理阻隔感染物、播散物或呼吸气体中的小颗粒溅入眼部及颜面部，但不能起到密封效果，在高危情况下一般建议与护目镜联合使用。有一次性面罩、头盔式防护面罩等。

3）安全眼镜：许多带有侧边防护的安全眼镜或者平光的安全眼镜可以提供较好的眼部防护，但密闭性不如护目镜。

4）全面型呼吸器：如动力送风空气过滤式呼吸防护品（powered air purifying respirator，PAPR），可提供最好的眼部防护。PAPR 等原本是用于保护呼吸道的，但它们的设计高度刚好可以保护眼部，所以也可以起到眼部防护的效果。主要用于在感染控制中有呼吸道感染高危的人员。

表 1 眼表护具适用范围

人群		眼部护具选择
普通群众		无须眼部防护
一线医护人员	普通门诊	无须眼部防护
	发热门诊或隔离病房	医用护目镜和（或）联合防护面罩
	需要进行吸痰、气管插管、气管切开等操作的高危人员	佩戴正压防护面罩，建议佩戴 PAPR

（2）眼部护具正确使用方法

1）选用经产品检验机构检验合格的眼部护具。

2）在进入患者区域前戴好眼部护具，离开患者房间或执业场所时取下。

3）佩戴护目镜时，将护目镜与眼角、眉弓部位紧密贴合，注意在戴遮盖半侧面部口罩时，护目镜有可能贴合不紧。

4）脱眼部护具时，应先进行手卫生，并尽量只接触相对干净的部位，如塑料脚、弹性带、绳子等，不可触碰护具前面，因前面部位较容易受飞溅物、飞沫等污染。

5）可重复使用的护目镜、防护面罩、防护眼罩需要按照厂家的建议及时清洁、消毒。防护面罩、防护眼罩可使用含氯消毒剂浸泡消毒后温水彻底冲洗且风干（一定要彻底清洗干净消毒剂，避免引起眼部损伤），如面罩或眼罩模糊不清，应予以更换。

8 佩戴护目镜防雾指导

目前普遍认为，新型冠状病毒通过飞沫传播和接触传播，为了避免病毒感染，医护人员必须做好各种有效防护，其中口罩、防护服和护目镜是抗疫的必备用具。近日，医护人员不断反映护目镜佩戴期间很快起雾（图 1），遮挡视线，给医疗工作带来很大困扰，现依据我们的临床实践经验，提供 7 种方法，供大家选用参考。

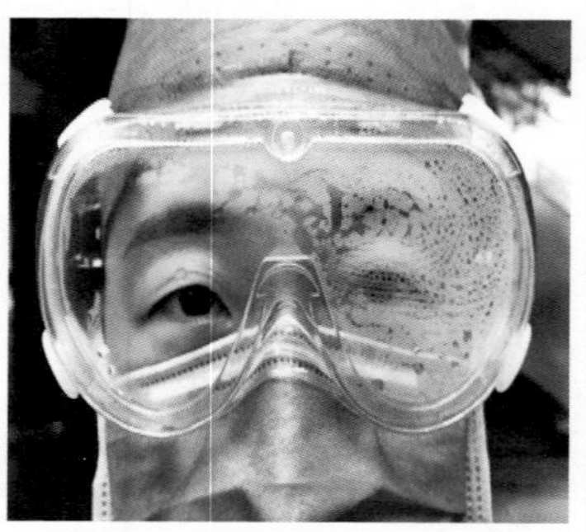

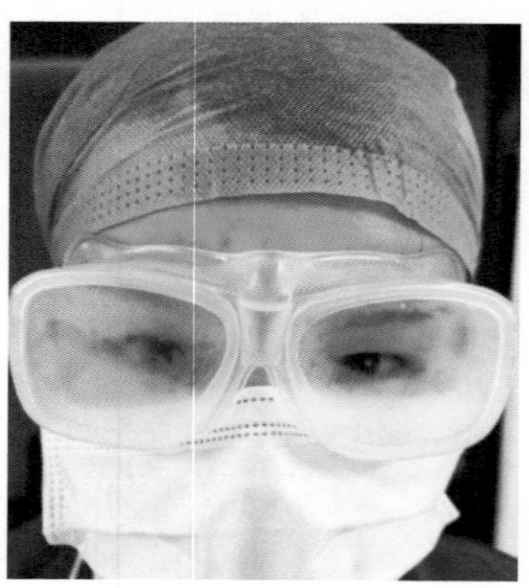

图 1 护目镜佩戴起雾

（1）涂抹抗菌洗手液

医护人员身边随处可见的抗菌洗手液可起到防雾作用。将洗手液涂在护目镜内面，然后用水冲洗干净，甩干（注意：忌用纱布或纸巾擦

护目镜的正确选择及防雾指导

干），这样护目镜就有防雾功能了，此法方便实用、就地取材，效果持久。驰援武汉郑秀云护士长带领的团队就是使用此方法，且效果稳定持续时间长。

（2）肥皂类的洗涤剂

肥皂类的洗涤剂（如洗洁精、沐浴露等），含有油脂成分，用手轻轻涂在眼镜片上，再拿水冲洗一下，去掉泡沫，这样镜片上就形成了一层膜，阻挡水蒸气与镜面接触，镜片不容易附着水蒸气，也就不容易起雾了。注意在洗的过程不要用手擦拭镜面。优点是取材方便，缺点是泡沫太过丰富。

（3）镜片上涂抹防雾膏

防雾膏在较大型的配镜部和医院眼镜部均有售。在使用前先清洁镜片上的灰尘、污垢，保持护目镜镜片干燥，挤适量的防雾膏，用手指分别均匀涂抹在镜片内外两侧，等待片刻后（约 30s），用干净的软布或纸巾轻轻擦拭镜片即可，可避免较长时间还防止镜片起雾，防雾效果好。

（4）碘伏巧用防雾

临床上碘伏溶液浓度为含有效碘 0.45% ~ 0.55%，可用于手术和注射前皮肤、黏膜的消毒。碘伏涂抹护目镜表面后离子碘变成分子碘，发挥氧化作用，形成了保护膜，防止护目镜起雾。作者经临床试验后发现护目镜起雾时间与碘伏浓度有关，浓度越高阻止起雾的时间越长，0.45% ~ 0.55% 有阻止起雾作用，5% 的碘伏浓度涂抹阻止起雾时间最长，两者镜面清晰度均高。但需注意：①碘伏是刺激性的液体，使用时务必等待镜面全干后才戴，避免液体溅到眼内刺激角膜。②操作注意点：切忌用棉签碘伏涂抹，用棉签涂抹后发现视物镜面时出现眼前碘伏结块现象，视物清晰度下降，应将液体倒在护目镜的内面，均匀散开，把镜面多余的液体倒去，等待5min后晾干。③实验证明，浓度越高阻止起雾时间越长，不管浓度高低，碘伏涂抹后戴镜视物会出现视黄现象。浓度增高，阻止起雾时间变长，视物变黄越明显。总之，碘伏有起到阻止镜面起雾作用，但也减弱了视物能力。可选择性使用。

（5）汽车玻璃防雾喷剂、汽车玻璃水

这些主要成分为表面活性剂、防垢剂、去离子水等，玻璃水需用纯净水稀释，喷洒在镜面上，使镜面有一层亲水性透明膜，从而防止起雾。

（6）泳镜专用防雾剂

在护目镜两侧镜片内面各滴1～2滴防雾剂，用瓶身自带海绵均匀涂抹，注意控制每次用量只需薄薄均匀地涂抹镜片表面一遍即可。涂抹后将多余的防雾剂擦拭掉，并平放静置2～3min，待晾干后即可佩戴。防雾效果好，维持时间长，镜面清晰度好。

（7）其他防雾小窍门

妙用纸巾也是防雾小窍门，取一张纸巾，展开后折叠成一长条，放在口罩的压条上，口罩戴好后，压条压着纸巾紧贴鼻梁，可以很好地阻挡气体，避免哈气引发护目镜起雾。此法经济实惠。

以上七条经验，经过临床实践，方便有效，供临床医护人员防止护目镜起雾做参考。

9 普通门诊的防护措施

（1）门诊患者实行全预约就诊，预约时即了解患者有无密切接触史、疫源地旅居史、前 14 天是否有发热乏力等症状，有任何一项情况都不能前来就诊。

（2）在医院的入口处设立体温监测点，对来院的患者、家属测量体温，体温超过 37.3℃的人员，引导其去综合医院发热门诊就诊。所有患者和家属均要戴口罩进入医院。

（3）诊疗区与候诊区隔离，并保持良好的通风。候诊患者保持一定的距离就座。

（4）严格控制诊室内人员数量，患者一进一出。

（5）医护人员穿戴工作服、外科口罩、一次性帽子、防护眼罩或面罩等装备，严格按照七步洗手法做好手卫生。

（6）诊室定期开窗通风，可用紫外线或空气消毒器进行空气消毒，用含氯消毒剂擦拭物表及地面消毒。

（7）门诊部可制作就诊相关流程及注意事项的视频短片，减少不必要的语言交流。

（8）严格依照《医疗废物管理条例》和《医疗卫生机构医疗废物管理办法》管理医疗垃圾。

眼科门诊医护人员防护用品穿脱流程

10 密切接触新型冠状病毒肺炎患者的医护人员的防护措施

与疑似或确诊患者有密切接触的诊疗工作的医护人员，应实行二级防护：穿戴一次性工作帽、防护眼镜（防雾型）、医用防护口罩（N95)、防护服或工作服（白大褂）外套一次性防护服、一次性乳胶手套、一次性鞋套，严格执行手卫生。

为患者实施吸痰、呼吸道采样、气管插管和气管切开等有可能发生患者呼吸道分泌物、体内物质的喷射或飞溅工作的医护人员，应实行三级防护（额外防护）：穿戴一次性工作帽、全面型呼吸防护器或正压式头套、医用防护口罩（N95）、防护服或工作服（白大褂）外套一次性防护服、一次性乳胶手套和（或）一次性鞋套。

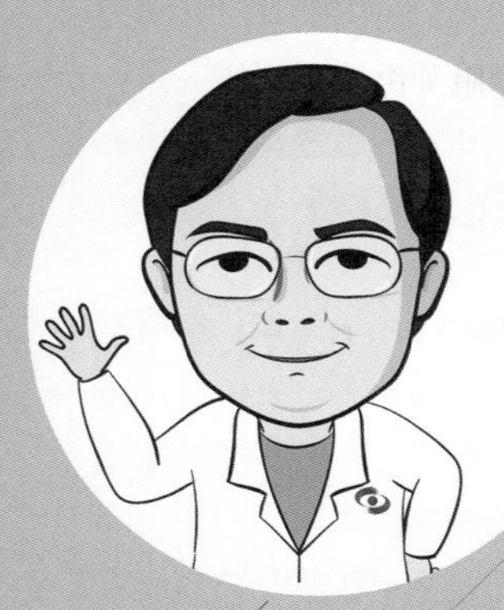

第 3 课

眼科医护人员必知的防护细节

11 眼科急门诊医护人员的防护措施

在普通门诊防护措施的基础上，眼科急门诊医护人员的防护细节如下：

（1）眼科预检分诊人员的防护措施

穿戴工作服、医用工作帽、医用外科口罩及以上级别的口罩；电脑验光仪、眼压计或瞳距测量等近距离工作人员要佩戴医用护目镜；如果诊疗活动中手部接触患者，需要规范洗手；操作者手有外伤，建议佩戴一次性乳胶手套。

（2）眼科门诊医生的防护措施

医用外科口罩及以上级别的口罩；医用工作帽；医用护目镜，必要时加防护面罩；用裂隙灯等近距离检查时采用防护挡板（可利用X胶片等自制的挡板）；诊疗过程中不使用直接检眼镜，尽量用前置镜，间接检眼镜或眼底照相，欧宝等代替；问诊时与患者距离尽量在1.5m以上；接触患者前后，接触潜在感染风险的污染物，戴/脱口罩，脱手套后均需严格按七步法洗手。如手部有外伤，一定要戴医用乳胶手套，如果在操作中手部划伤，则立即脱掉手套进行冲洗并消毒，以防感染。

（3）向患者宣教就诊的注意事项

在诊室门口做好文字或视频的患者宣教工作，告知患者进入诊室后的注意事项：引导患者咳嗽、打喷嚏正确礼节；引导患者了解就诊流程及眼科检查所需配合动作；引导患者丢弃纸巾和一些眼部分泌物泪液

眼科（眼视光）门诊防护措施演示

擦拭污物到专门的黄色垃圾桶，提醒患者就诊时应佩戴一次性医用口罩或医用外科口罩；提前告知有呼吸道、发热等症状的患者，先到指定的发热门诊就诊等，减少医生和患者不必要的言语沟通。

（4）诊室防护措施

诊室患者一进一出；诊室空气尽量流通；提供快速手消毒剂、酒精擦拭棉片及纸巾；接诊完每一位患者需重新进行手部消毒。每个患者就诊前均需对裂隙灯（如下颌托、额托及扶手）进行酒精消毒。

12 眼科病房管理防护措施

为加强医院疫情防控工作，避免院内交叉感染，强化眼科病房管理和防控措施显得尤为重要。

（1）个人自我防护

1）所有工作人员穿工作服，佩戴一次性医用外科口罩，4 小时更换一次，避免用手接触口罩内部；佩戴医用工作帽、一次性手套，在进行近距离操作时穿一次性隔离衣，佩戴护目镜。因操作不同应按照各类级别做好防护落实。

2）在护理前后均应用消毒液擦拭或流动水洗手，避免交叉感染。

（2）病房清洁消毒

1）治疗室、检查室、术前准备室、病房每日常规空气消毒至少 2 次，如有患者处置后应用空气消毒机 24 小时动态消毒。检查室、术前准备室、病房保持空气流通（图 2）。

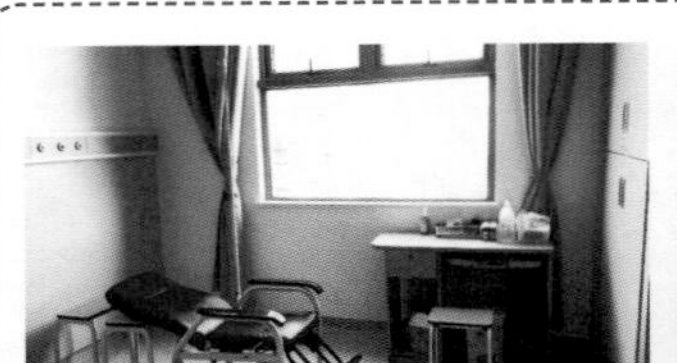
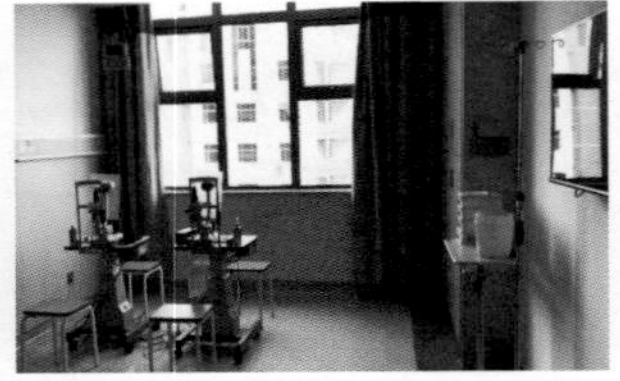

图 2 病房示意

2）治疗车、治疗台等表面，听诊器、血压计等常用物品，用含氯消毒剂擦拭，30min 后再用清水擦拭去除消毒剂残留。

3）设备仪器使用后，接触患者的部位用 75% 酒精擦拭消毒；仪器每日用消毒湿巾擦拭 1 次，必要时紫外线消毒。

4）出院患者的床单位进行终末消毒，包括床头柜、设备带、床板、床垫、床底部及轮子、地面等用消毒液擦拭消毒，使用床单位消毒机对被褥和床垫进行消毒。

5）严格实行垃圾分类管理，保持病房环境清洁。医疗废物和生活垃圾应严格分类管理。

（3）病房医护人员接诊感染防控

1）疫情期间，择期手术患者应暂缓手术，对于急诊和限期手术患者，应做好防治工作，以确保安全。

2）病区应设立 1 间单间病房作为应急隔离病房备用。

3）护理人员接诊时测量患者生命体征、详细询问症状（发热、乏力、干咳等）及流行病学史。

4）无发热和（或）呼吸道症状、无流行病学史，实施常规诊疗护理。

5）有发热和（或）呼吸道症状、有流行病学史，指导患者（含陪护人员）立即正确佩戴医用外科口罩，立即将患者转入应急隔离病房实施单人单间隔离。

6）医护人员实施手卫生，做好个人防护，实施专人诊疗护理。

（4）病情观察做到位

1）医务人员提高敏感性，对患者和陪护人员每天监测体温 2 次，做好登记。

2）对住院患者加强生命体征观察，如发热、乏力、干咳等，进一步询问流行病学史，及时进行相关实验室检测和影像学检查，并转入隔离病房实施单间隔离。

3）对高度怀疑的患者要请专家会诊，如为疑似病例转至定点医院治疗。

4）对高度可疑病例医务人员分别且及时上报医务处、护理部、院感科。

（5）陪护和探视管理

1）医院严格规定患者陪护和探视管控，实行病房 24 小时门禁管理。一位患者仅限一位固定陪护人员，出院前不建议更换陪护。陪护人员要做到一人一证，无证禁入，并做好陪护人员的信息登记。

2）严格限制住院患者活动区域，非诊疗要求不可离开病房，减少人员走动。

3）疫情防控期间住院患者和陪护人员不安排探视、探望，提倡电话、微信慰问。

4）患者和陪护人员每天必须佩戴医用外科口罩，做好有效防护，主动接受体温测量。如有发热按要求去发热门诊就诊。

5）医护人员向患者及陪护人员宣教新型冠状病毒肺炎防护知识，指导其正确佩戴口罩，督促其实施手卫生。

6）学龄前儿童、老人、身患疾病及免疫功能低下的易感者禁止进入病房，不得将病员带出病区。

（6）做好出入病区人员管理的评估

1）病区出入人员的类型：医护和工勤人员、业务来访者、患者及家属、探视人员、无关人员如外卖送餐或借道人员。

2）评估出入人员需求：必须出入者，医护人员和工勤人员；非必须出入者，患者、陪护及家属；不必要出入者，业务往来、探视人员等。

3）评估出入的人流量：根据出入需求判断结果，评估每日人流量。

4）出入通道评估：根据人流量确定开放通道数量和位置。

（7）病区人员管理原则

1）尽可能安排单通道出入，预留安全通道；所有出入人员必须佩戴口罩，监测体温（图3）。

2）人员限流，严格管控非必须进出人员，如外卖送餐人员、无意闯入或借道人员等。

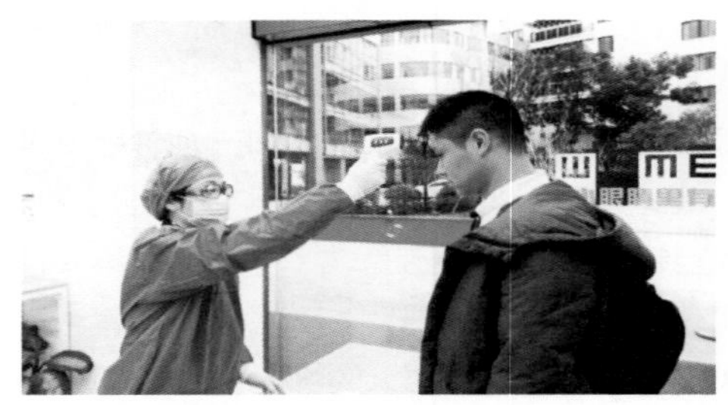

图3 进出人员体温监测

（8）病区陪护人员管理

1）患者/陪护人员进入病区前，需佩戴口罩并进行“三询问”：①近期是否曾到过湖北（武汉）？②是否曾接触过湖北（武汉）等人员？③有无发热、咳嗽和乏力症状？

2）日常密切监测患者及陪护人员的体温并登记、查看询问呼吸道症状及体征，有异常时及时报告并处置。陪护人员有发热（体温＞37.3℃）、咳嗽和疫区接触史者不能进行陪护。有发热者引导其去发热门诊就诊，有疫区接触史者立即隔离并上报医院。

3）眼科住院病房严格执行24小时门禁，患者凭腕带出入病区。

4）限制陪护人员。因病情确需陪护，则严格控制为固定的陪护1人，凭证出入，在疫情期间，原则上取消探视。

5）患者在院期间不得随意在病区走动或离开。家属不得带患者随意外出。确因特殊需求离开，应向主管医护人员报备并佩戴个人防护用品。

6）住院期间患者及陪护均需按要求佩戴口罩，做好手卫生防护。

（9）病区医务人员管理

1）科室每天日报排查和监测医护人员，无异常者方可返回工作岗位。虽无疫区接触史但有发热、咳嗽也应立即上报并处理。

2）本区工作人员进入病区时出示工作牌并进行体温监测。

3）外病区或外院工作人员进入前均需进行“三询问”并测量体温，体温正常方可进入病房。

13 眼科手术的围手术期防护措施

（1）眼科手术术前准备

1）术前准备室限制人数，以患者所需护理和支持的最低数量为准。

2）操作应当在通风良好的房间内进行。

3）测量眼压时容易产生气溶胶，病毒经过气溶胶传播并可随气流漂浮到较远处，因此，眼压测量最好在单独房间内进行。

4）工作人员应佩戴 N95 口罩并进行密闭性能检测、戴护目镜或者面罩、穿防止液体渗漏的长袖隔离衣、戴手套。

5）医务人员和患者做好双防护，即医护人员和患者均要佩戴医用口罩（图 4）。

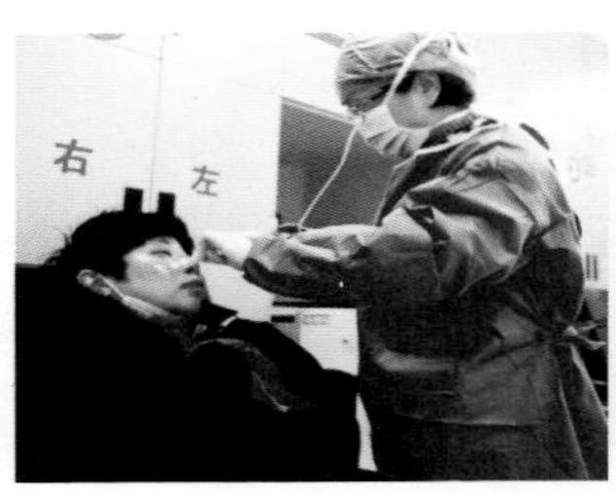

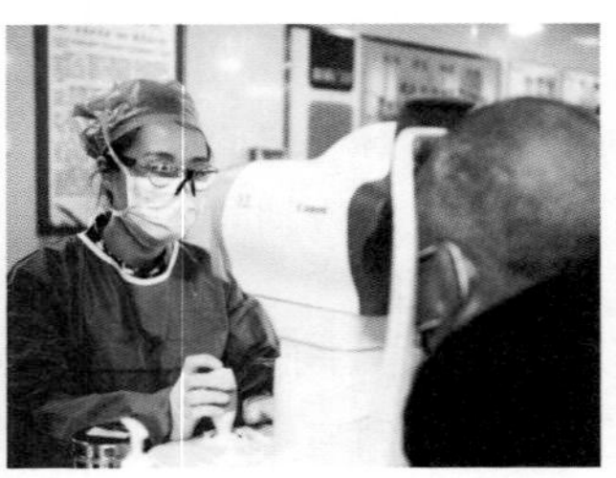

图 4 术前准备

（2）眼科手术术后护理

1）对于和患者没有直接身体接触的医疗项目，如体温测量、病史采集医务人员可以采用一般的防护措施：普通医护工作服、一次性乳胶手套、一次性医用口罩、严格做好标准手卫生。

2）如进行眼压测量时（产生气溶胶）、结膜囊冲洗、泪道冲洗等操作时，应穿戴一次性医用工作帽、佩戴 N95 口罩并进行密闭性能检测、戴护目镜或面罩、白大褂外套一次性防止液体渗漏的防护服、戴一次性手套，必要时穿一次性鞋套。

3）医务人员和患者都做好自我防护（图 5）。

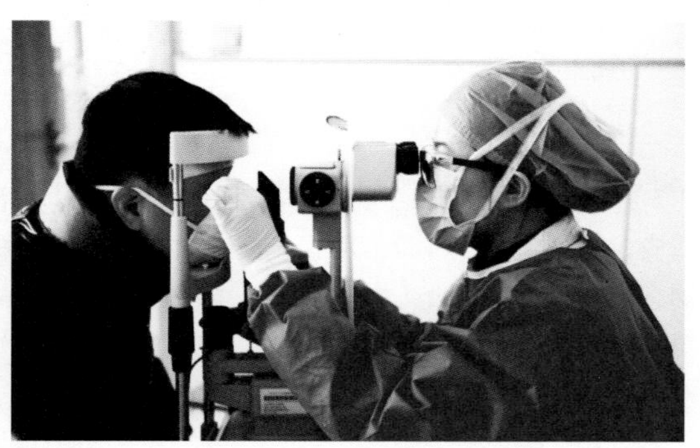

图 5　术后检查

（3）眼科手术室防护措施

1）手术间安排：现阶段，部分感染患者在初期没有明显症状，且潜伏期即具有传染性。因此，对术前没有进行核酸监测和胸部 CT 排查的急诊患者，手术尽量安排在负压手术间，或选择独立净化机组、带有前室的感染手术间。普通手术室则尽量选择空间位置独立的手术间。撤除手术间内不常用设备和物品，精简参加手术人员。备好手术所需物品，减少人员进出手术间（图 6）。

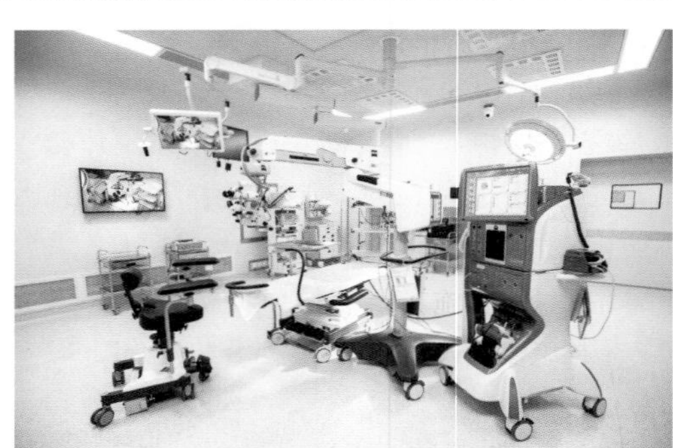

图6 手术室管理

2）手术患者管理：手术患者戴医用外科口罩入室，询问病史，测量体温，查看术前相关检查报告。患者术眼消毒时摘下口罩，妥善放置。术毕撤掉手术铺巾后即给患者戴上口罩。手术巾及手术床与转运床的床单、被套采用一次性的（图7）。

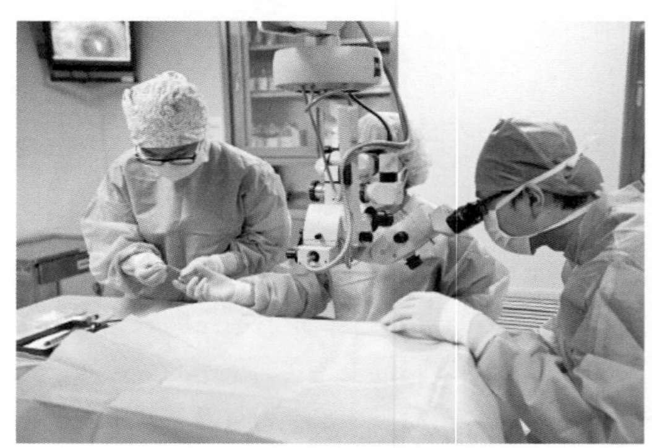

图7 手术患者管理

3）手术人员防护：眼科手术较少出血或体液飞溅，医护人员以呼吸道防护为主。手术医护与麻醉师佩戴N95口罩，手术医生与洗手护士穿一次性手术衣，必要时戴护目镜或防护面罩。全身麻醉手术插管、吸痰、拔管时麻醉医生要佩戴好护目镜或防护面罩。如疑似或确诊感染手术，可参考手术医生与洗手护士实施三级防护；巡回护士和麻醉医生采用二级防护。杜绝参观人员进入该手术间。

4）手术间终末处理：手术间空调回风口使用2000mg/L含氯消毒液擦拭；器械台、操作台及设备等表面使用1000 ~ 2000g/L含氯消毒液擦拭，保持10 ~ 30min后再清水擦拭；手术间地面使用2000 ~ 5000mg/L含氯消毒，保持30min后清水拖地；延长净化空调运行时间进行空气自净，也可采用移动式紫外线灯照射消毒30min。转运床或轮椅按照手术间物表同法处理。医疗垃圾双层黄色医疗废物袋扎紧，外贴COVID-19标识，定点放置，专人回收。可疑或确诊感染患者术后需关闭层流和送风，使用过氧乙酸或过氧化氢喷雾消毒，手术间至少关闭2小时以上，开启层流与通风，再进行上述处理。

5）净化空调管理：可疑或确诊感染患者手术后更换回风口和排风口初效过滤器。回风箱用过氧乙酸或过氧化氢喷雾消毒。疫情期间，回风口过滤网可用含氯消毒液浸泡消毒后清洗，增加过滤网清洗与更换频率。新风机组及循环机组的机箱每日做好清洁擦拭，过滤器确保及时更换。循环机组机箱的紫外线消毒时间和效果要有保证。每天检查、清洁新风采气口，并做好周围环境清洁，确保新风不被污染。

14 重视眼科医疗设备与器械的清洁与消毒

由于新型冠状病毒肺炎经呼吸道飞沫传播和接触传播，医务人员应按照标准预防原则，做好个人防护，手卫生、物体表面清洁消毒等医院感染控制工作，降低医院感染发生风险。目前建议防止飞沫传播的安全距离最少应为1.5m。当进行眼科专科检查（裂隙灯、直接检眼镜等）时，医生均须面对面超近距离（通常小于1m）下接触患者，易发生交叉感染且污染相应的检查设备，故眼科医护人员除做好自身防护外，还应做好检查设施清洁消毒。

（1）眼科常用检查设备的清洁消毒

1）做好仪器表面的清洁：每天用消毒湿巾擦拭仪器表面。

2）非接触类眼科检查设备：包括裂隙灯、非接触眼压计、OCT、视野机、角膜地形图等，使用前后均用75%酒精棉球或消毒湿巾擦拭额托、下颌托、测量口表面，仪器台面用消毒湿巾擦拭，彻底消毒后再测量下一个患者。

3）裂隙灯：裂隙灯上安装显微镜隔离板（图8），防止患者分泌物飞溅到检查者，造成交叉感染，挡板每天用含氯消毒液擦拭消毒，放置的房间每天用动态消毒机或紫外线照射消毒。

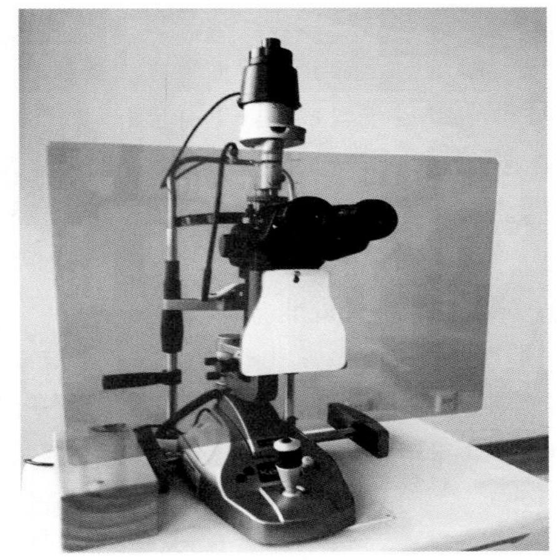

图 8　安装隔离板后的裂隙灯

4）非接触眼压计：据研究表明，非接触眼压计测量眼压的瞬间，眼表泪液在气压冲击下，会形成气溶胶粒子，随着测量次数持续增加，测量口附近浓度增加，存在交叉感染风险。非接触眼压计应置于通风处，减少测量次数，延长间隔人次，操作者每次测量后必须清洁消毒机器可能污染区及患者接触区，用自然风吹散测量头与眼之间的空气，使飞沫稀释。

5）Goldmann 压平眼压计、前房角镜、三面镜、眼部 A 超探头等的消毒：眼科检查时这些器具均直接接触患者的眼表和泪液，故眼科接触性检查器具应做到一用一消毒。如果检查器具数量允许，可以将器械或探头装袋密闭运送至供应室统一处理，采用环氧乙烷灭菌后再使用；如果条件不允许，可以先在流动水下清洗去除表面污渍，再用 75% 酒精棉球擦拭消毒后方可使用，不论采用何种方法消毒，在使用这些器具前均应仔细清除消毒剂，以免引起角膜损伤。

6）直接检眼镜：特殊时期建议尽量减少直接镜的使用，可采用间接眼底镜或者眼底照相来替代近距离接触的直接检眼镜检查。

（2）眼科手术器械处理

眼科器械精细而复杂，一般不建议常规清洗前进行消毒，以免影响器械的清洗质量及损坏器械。介于现在的疫情，可以根据情况，在器械预处理环节加以消毒。最好在手术室现场进行预处理。即手术结束后，用纯水去除器械表面肉眼可见的血迹和污染物，再用 75% 酒精浸泡 3min。处理后装密闭箱转运至器械去污区，进行标准处理。预处理、回收与清洗器械的人员做好个人防护，穿隔离衣、一次性医用工作帽、医用外科口罩、护目镜或面罩。器械盒、转运箱采用含氯消毒剂一用一消毒。

15 发热或疑似新型冠状病毒肺炎患者的处理与汇报

（1）接诊

询问病史，测量患者体温，查看肺部 CT 检查。若有发热（体温＞37.3℃）、咳嗽、肺部有磨玻璃样改变，纳入疑似新型冠状病毒感染患者处理流程。

（2）处理

①保持镇定，切忌慌张；启动紧急预案，叮嘱患者停留在原诊室内等待，医护人员转移到隔壁房间，同时向医院相关部门及上级疫情防控部门报告。②医护人员先进行接触部位的消毒（如洗手、衣物接触部位消毒）；再做好最严格的防护措施（一次性医用工作帽、N95 以上的口罩、密闭的护目镜加防护面具、防护服、一次性乳胶手套等）。③按照疑似新型冠状病毒感染患者的转运要求，进到患者房间；指导患者带上外科以上级别的口罩，对患者的全身进行消毒；引导患者上到专门的转运车，送至专门的地点进行观察治疗。④对刚才患者进入的房间和接触过的仪器设备进行全面的消毒，对刚才接触过的人带到指定的机构进行隔离观察。

（3）消毒方法

地面等物表消毒，使用含氯制剂 2000 ~ 5000mg/L 处理，保持 30min 后清水拖地；设备等表面消毒，使用含氯制剂 1000 ~ 2000mg/L 处理，保持 10 ~ 30min 后再清水擦拭；有患者血迹、体液等污染的物表，直接使用含氯制剂 2000 ~ 5000mg/L 处理。

转运床处理：床垫拆卸竖起，放置在诊室内接受过氧乙酸 / 过氧化氢喷雾消毒器或过氧化氢机器人消毒机喷雾消毒处理，转运床按照物表处理方法实施。

16 眼科发生院内感染和医护人员感染后的处理措施

（1）出现院内感染后

启动紧急预案，避免惊慌。

医护做好防护。

马上隔离感染者，避免患者间和医患间传染。

向医院及上级疫情防控部门报告，对确诊病例应及时填报《传染病报告卡》，并注明“新型冠状病毒感染”字样。

非眼部重疾患者，对患者做好防护措施，立即用指定方式转诊到指定发热门诊或医院。

眼部重疾患者，对患者做好防护措施，实施单间隔离和二级以上防护，尽快联系专家会诊，如确实需要急诊手术治疗，应在指定专用手术室进行手术，同时按国家规定尽快启动病原学检测流程。

患者使用过的检查设备及物品彻底消毒，停留的区域进行空气彻底消毒。

对接触过患者的人员马上进行隔离及监测 14 天。

（2）医护人员感染后

启动医院紧急预案。

向医院及上级疫情防控部门报告。

马上把感染者做好隔离，送到发热门诊和疫情指定医院进行治疗。

对所工作区域进行彻底消毒。

详细追查感染者工作中接触的医护人员及患者。

对接触者进行隔离观察。

每日对接触者情况做跟踪调查，出现异常及时报告并就诊。

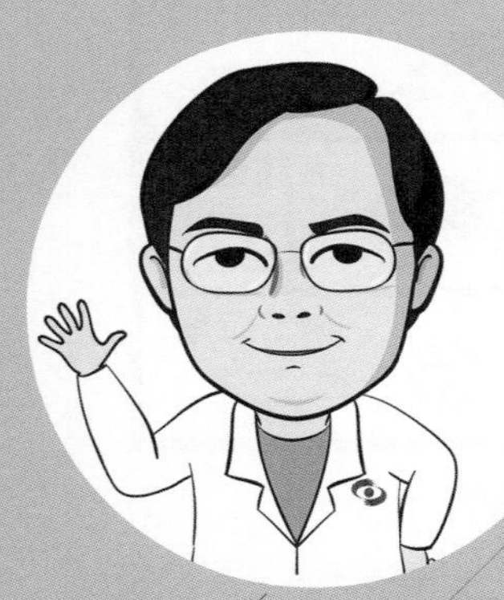

第 4 课

普通患者必知的防护细节

17 如何正确戴口罩和洗手

（1）口罩的分类（图9）和选择

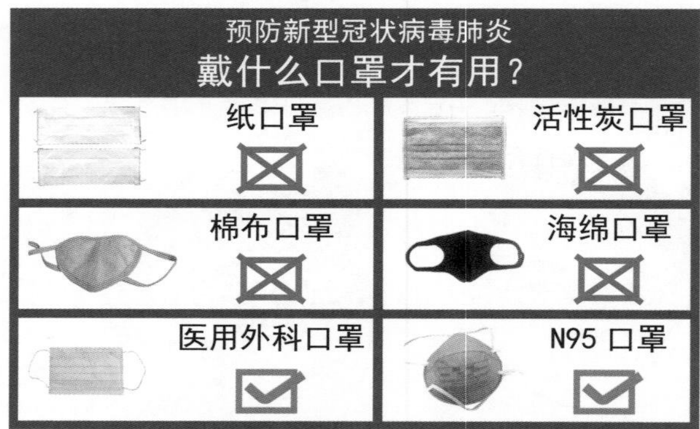

图9 口罩分类

众所周知，经呼吸道飞沫传播是新型冠状病毒主要的传播途径，因此，戴口罩的目的自然是自我防护、降低呼吸道感染风险，从图9可见能起到该作用的只有“医用外科口罩”和“N95 口罩”。

棉布口罩、海绵口罩、活性炭口罩等，这类口罩材质多为棉布、纱布及帆布等，材质不够细密，缝隙较大，不能有效起到防护作用。

“医用外科口罩”是手术室等有体液、血液飞溅风险环境常用的医用口罩，可阻隔血液、体液穿过口罩污染佩戴者，同时对细菌的过滤效率有70%以上，但对颗粒的过滤效率有限。

防护口罩分为“工业用颗粒物防护口罩”（如 N95 口罩）和“医用防护口罩”。防护口罩与面部具有良好的贴合性，可过滤空气中的微粒，对非油性颗粒的过滤效率可达到 95% 以上。“医用防护口罩”具有阻隔飞沫、血液、体液、分泌物等污染物。

在此不得不强调一下，预防病毒感染的关键在于少出门，不出门，不聚众。口罩只是不得已外出时的选择。对于普通人来说，保持合适的距离，一般医用外科口罩便可。

（2）正确佩戴口罩（图 10）

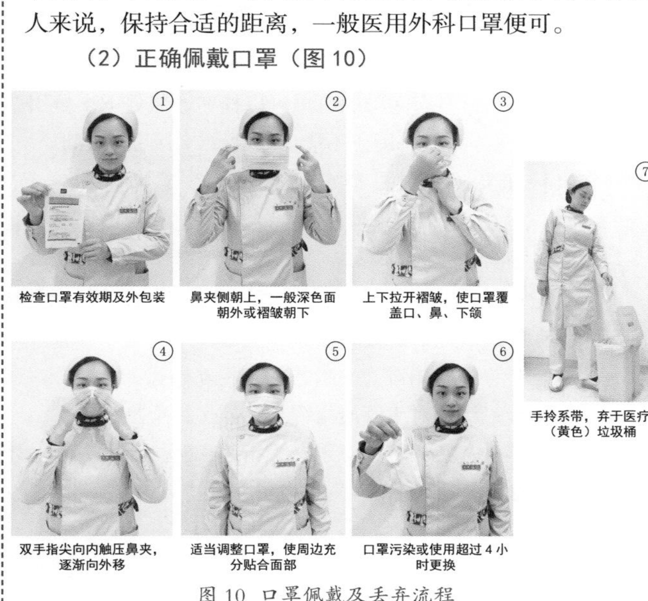

图 10　口罩佩戴及丢弃流程

1）戴口罩前先洗手。

2）分清楚口罩的内、外面，上、下面口罩分正反面、上下面，正面颜色较深（朝外），反面颜色较浅（朝内）；

黑色圈出的地方是金属条的地方，为上面。

3）戴口罩：确保口罩反面朝内，有金属条的一端朝上，将两端的绳子挂在耳朵上。

4）压紧和拉伸：用双手紧压鼻梁两侧的金属条，使口罩上端紧贴鼻梁，然后向下拉伸口罩，使口罩不留褶皱，更好覆盖鼻子、嘴巴。

（3）取下口罩

1）在取下口罩前洗手。

2）抓住耳套绳将口罩取下，装在塑料袋里扔掉，如果使用时间不久，没有污染的口罩可以挂在通风处下次再用。

3）口罩要一人一用，不能用煮沸或者消毒液喷洒。

（4）正确洗手（图 11）

1）在流动水下，淋湿双手，取适量洗手液或肥皂，均匀涂抹双手。

2）按七步洗手法，认真揉搓双手至少 20 秒，注意清洗双手所有皮肤，包括指背、指尖和指缝。

第一步：掌心相对，手指并拢，相互揉搓。

第二步：手心对手背沿指缝相互揉搓，交换进行。

第三步：掌心相对，双手交叉指缝相互揉搓。

第四步：弯曲手指使关节在另一手掌心旋转搓擦，交换进行。

第五步：右手握住左手大拇指旋转揉搓，交换进行。

第六步：将五个手指尖并拢放在另一手掌心旋转揉搓，交换进行。

第七步：洗手腕，螺旋式擦洗手腕，交换进行。

3）用流动水将手冲洗干净。

4）捧水至水龙头将其冲洗干净，再关闭水龙头。

5）用干净的毛巾或纸巾擦干手。

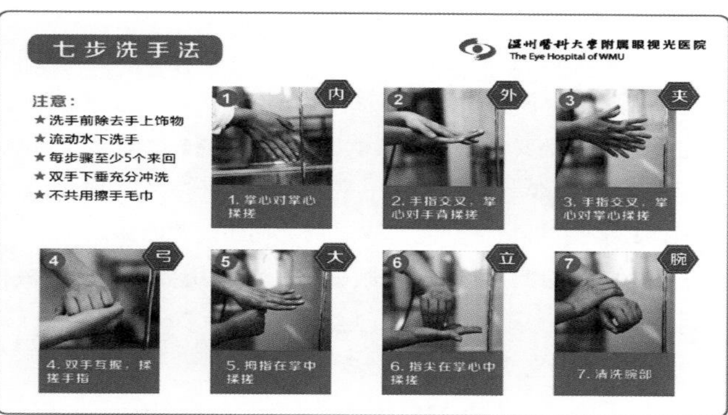

图 11　七步洗手法

温馨提醒　如果外出时不方便洗手，且手上没有明显可见污染，可以用含 70% ~ 80% 酒精的免洗洗手液进行快速手消毒，建议公共场所避免直接手接触，可垫纸巾后触碰相关设施。

18 疫情期间出行的注意事项

（1）出门前要做的准备

1）准备口罩（如医用口罩、防护口罩）、可抽纸巾、一次性手套或快速手消毒液。

2）携带有效证件、通行卡。

3）测量体温，身体正常的情况下再外出。

4）若为外出购物，提前按类别列好购物清单，一次性购买齐全。

（2）公共区域注意事项

1）尽量不用手直接接触公共区域的门把手、开关、按钮等，如有必要，可垫清洁纸巾等间接接触。

2）建议低楼层走楼梯，错峰搭乘电梯，做到不扎堆。

3）公共区域少交流，少逗留，切勿随地吐痰。

4）请垫纸后咳嗽、打喷嚏，并将所用纸巾投入垃圾桶后洗手。

（3）外出交通工具的选择

一般地，步行＞骑行＞私家车＞出租车＞公交或地铁。尽量选择步行、骑行、驾驶私家车。若是骑共享单车，需注意擦拭消毒，也可带一次性手套避免直接接触。若必须搭乘公共交通，必须佩戴口罩，要隔位、分散就座，与他人保持距离，避免交谈、用手触摸车上设施。

（4）回家前后的处理

1）直接把购买的菜拎进厨房，不要乱放。

2）开窗通风 30min。

3）洗手后摘口罩，对门把手表面、电灯开关、手机、钥匙等消毒。

4）必要时对外套、鞋子（包括鞋底）、购物袋表面消毒。

5）将外套消毒放在窗口处或及时清洗。

19 如何做好眼部的防护?

结膜传播风险在日常生活中的发生率比较低，在疫情期间，我们更需要注意用眼卫生，勤洗手、不共用眼药水、不要用手揉眼睛，尽量不要佩戴角膜接触镜。我们要做的是在疫情期间注意以下几点：

（1）在居住地及周边地区无确诊或疑似感染病例时，无须进行特殊的眼部防护。

（2）外出时需要佩戴医用外科口罩，如至高危环境（如医院）可选择佩戴护目镜。

（3）保持手部卫生，不要用手揉眼。

（4）接触可疑感染源物体时需戴手套，戴手套接触物体后勿触碰自身眼口鼻部。

（5）擦拭眼分泌物、眼泪或口鼻分泌物后，勿随意丢弃。

（6）不和家人共用眼药水，避免不必要的接触镜佩戴。

日常居家隔离，宅客们手机、电脑不离身，加上近来居家办公和网课的兴起，眼疲劳、干涩等症状也来敲门了，宅客们也很疑问，怎么样能确认自己是否是眼部感染者呢?

以往最简单的方法就是到医院就诊，但疫情期间出门去医院需要慎重。先看看有没有以下情况：①眼部不适伴眼睛发红、分泌物增多，流泪畏光等症状。②合并发热或打喷嚏、流鼻涕等感冒症状。③近期与新型冠状病毒肺炎患者或疫源地归来者有过接触史。若有上述症状请及时到医院就诊。若无上述症状，减少电子产品的使用时间，适量增加可行的居家运动，做到科学合理的用眼，并观察眼部症状的改善情况，待疫情过后到眼科医院就诊。

此外，为了避免在医院发生交叉感染，建议以下情况暂缓就诊。

（1）单纯眼红但不伴有眼痛，视力下降的情况（可能是结膜下出血）。

（2）老年人逐渐加重的视力下降（可能是白内障）。

（3）青少年的近视、远视、散光等需要配镜的情况。

（4）青少年斜视弱视。

（5）眼前黑影飘动，但不影响视力（玻璃体混浊）。

（6）手术后或药物控制良好的青光眼。

（7）其他已经确诊的眼部慢性疾病，病情无明显变化。

20 疫情期间得了结膜炎怎么办?

新型冠状病毒肺炎除了呼吸系统的表现外，部分患者在早期可合并结膜炎，甚至极个别情况以结膜炎为首发症状。这类结膜炎没有特异性表现,类似于一般的病毒性结膜炎(如结膜充血，结膜充血伴水肿、水样、黏液状分泌物，结膜出血等）表现。另外，目前发现新型冠状病毒肺炎可能通过眼部结膜途径传播。因此，为了自己、家人及社会的健康，疫情期间得了“结膜炎”需要认真评估和处理。

1)自我评估视力有无明显改变、有无视物变形或遮挡感、有无明显的眼痛，以排除有无其他严重影响视力的眼病，如果有以上情况，则需要紧急就诊和处理。

2）评估有无新型冠状病毒肺炎的可能，如监测体温是否正常、有无咳嗽等；同时明确近 2 周有无疫区旅行、居住史，有无确诊病例密切接触史等，尽可能排除有无新型冠状病毒肺炎的可能。

3）居家时建议勤洗手，不要以手触摸眼、鼻、口腔；不随意丢弃眼部擦拭物或随意涂抹眼部分泌物及泪液。

4）必要时需要到医院眼科就诊，就诊时如实向医务人员汇报病史和体温情况。

21 疫情期间如何网上看眼病？

疫情期间，居家成为切断传播途径的较好方式，但随之而来的是很多眼科术后复诊、OK 镜复查、青光眼眼压升高、长期居家视力下降等患者急需咨询，我们就可以利用互联网和 5G 技术，为患者提供远程的网络问诊（图 12），利用文字、图片、照片、语音、电话、视频等媒介接受患者咨询，或者利用各乡镇社区医院的眼科检查仪器（如裂隙灯的数码接口）进行远程会诊（图 13），观察患者的病情，并根据患者的情况，进行建议和开药，药品可以直接快递到家或者患者到附近药店根据电子处方取药。具体操作步骤如下（图 14）。

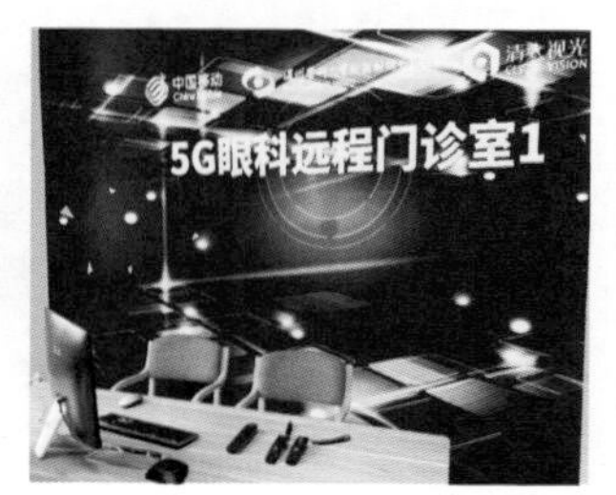

图 12　远程门诊室

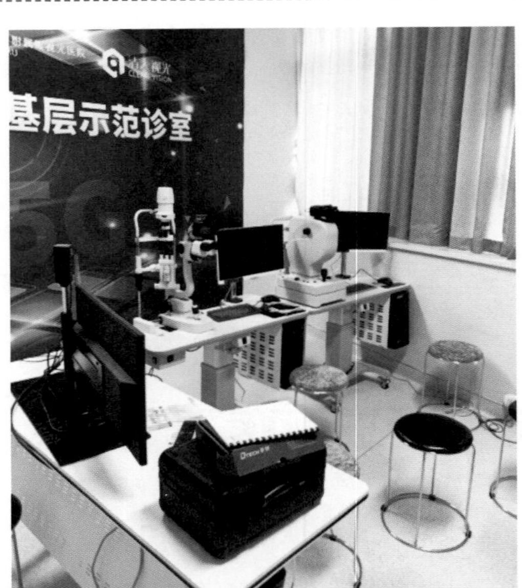
基层示范诊室

图 13 基层示范诊室

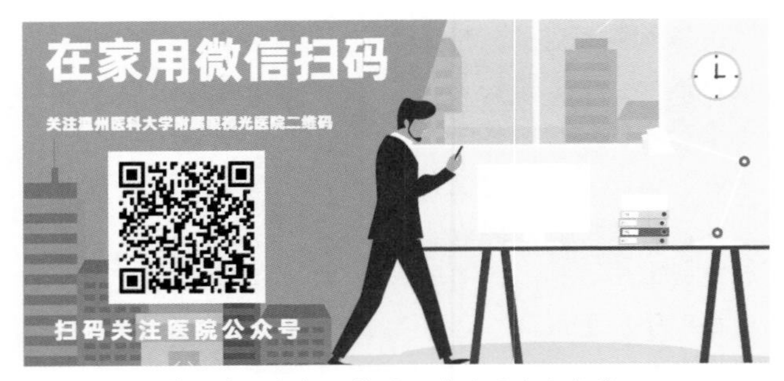
在家用微信扫码
关注温州医科大学附属眼视光医院二维码
扫码关注医院公众号

第一步：长按二维码，关注医院公众号

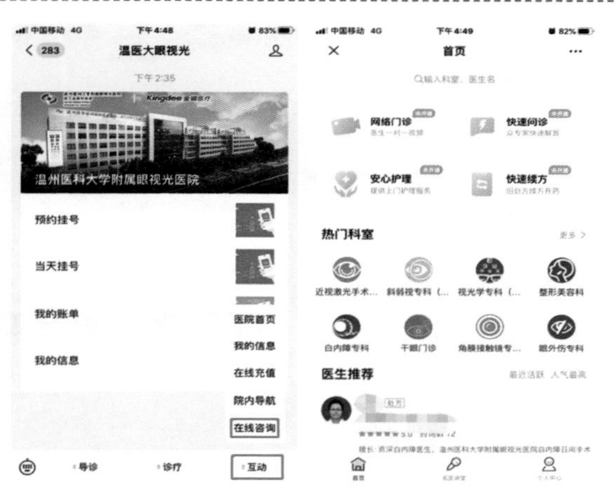

第二步：点击【互动－在线咨询】进入在线咨询首页

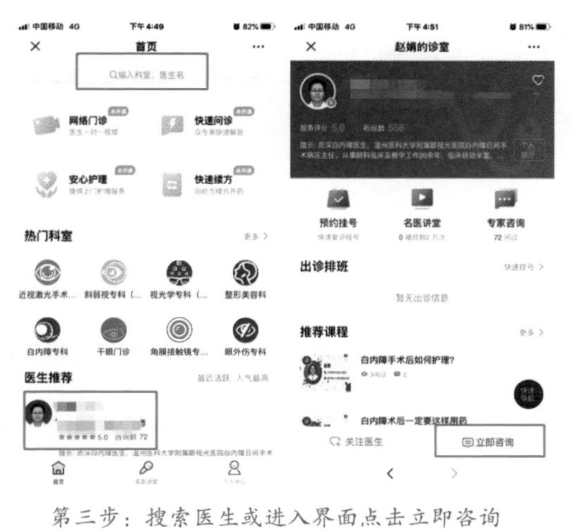

第三步：搜索医生或进入界面点击立即咨询

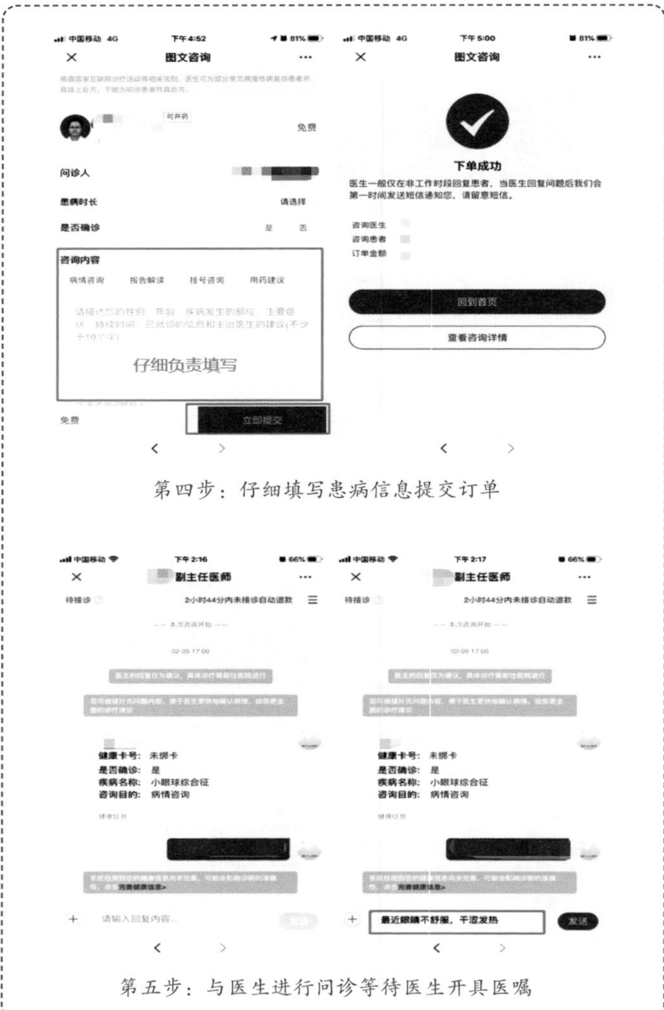

第四步：仔细填写患病信息提交订单

第五步：与医生进行问诊等待医生开具医嘱

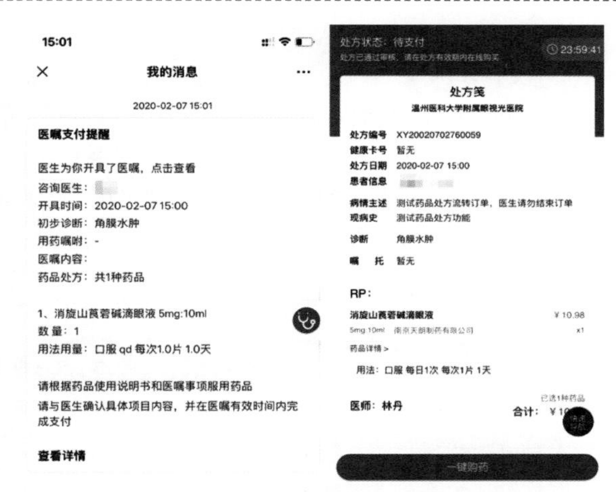

第六步：收到医嘱支付提醒选择“一键购药”

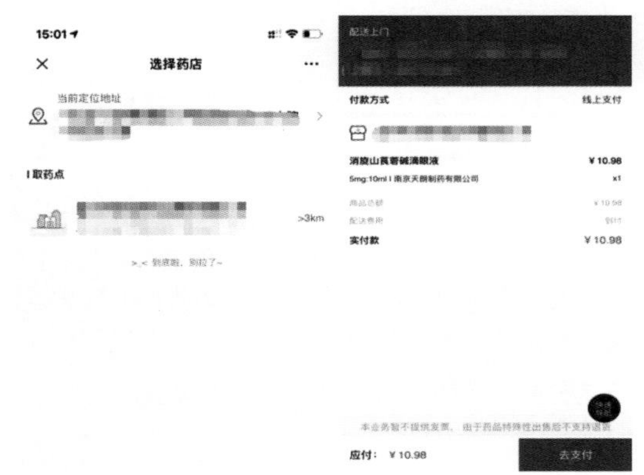

第七步：填写地址或自助取药药店并支付订单

图 14　网上看眼病具体操作步骤

除了问诊、处方、药品配送等功能，我们还可提供健康讲堂、疾病科普文章等专业的服务，满足公众对医疗健康的多样化需求。未来，我们将不断优化丰富“互联网智慧医院”的功能，配合诊前、诊中、诊后三个环节，探索虚实结合、多级联动、线上线下互动的新型医疗健康服务模式，真正体现互联网医疗健康服务的便捷性。

22 哪些眼部症状或者情况必须要去就诊

普通人群在疫情防控期间减少外出、耐心居家，就是对自己的最好保护和对疫情防控的最大贡献。对于部分眼部症状和情况可以先耐心居家等待、暂缓就诊。但以下情况可能对视功能甚至生命有重大威胁，仍需要紧急就诊，甚至需要接受手术治疗。

1）急剧或逐渐加重的视力下降；或近期出现视物变形、视野遮挡感者。

2）新近发生的眼部开放性创伤，或异物进入眼内者。

3）近期出现眼部剧烈疼痛者，或眼痛伴有头痛者。

4）新近发生的眼部化学伤者。

5）手术后眼部疼痛明显、视力下降者。

23 就诊时需要注意的事项

（1）就诊前需要准备口罩、自我监测体温、明确自己近期有无疫区旅行、居住史，有无确诊患者密切接触史等情况，并如实向医务人员汇报。

（2）疫情时期大部分医院对眼科非急诊患者实行预约就诊政策，外出就诊前可能需要提前预约并了解疫情时期眼科诊疗范围，以免耽误行程安排。

（3）外出时可携带部分快速手消毒剂、酒精擦拭棉片以及纸巾等，方便在需要时使用。在医院时严格遵守医院等对疫情防控的要求，配合病史询问和体温监测，遵守医院的院内交通安排。

（4)在医院的候诊区域时佩戴普通外科口罩等候呼叫，严格履行诊室一进一出的规定，以减少交叉感染的机会，配合医务人员对检查器械的充分消毒。

（5）就诊时尽量减少暴露机会，咳嗽、打喷嚏时不要面对任何人，并用手肘捂脸，或纸巾遮挡，注意手卫生；面对面检查时尽量减少语言交流。

（6）就诊后可保留医院的在线交流平台，大部分医院和医生均开通线上问诊交流平台，可在线实时咨询，甚至开具处方等。

（7）需要特别注意的是眼科就诊前如果有发热或呼吸道症状（如咳嗽等），需要先及时排查新型冠状病毒肺炎，暂缓眼科就诊。

第 5 课

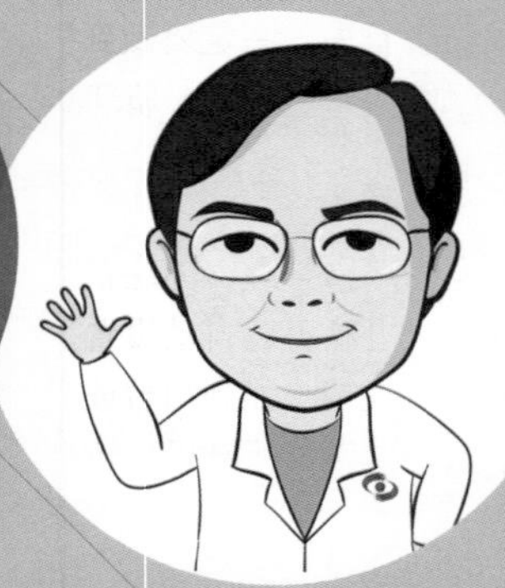

疫情期间居家用眼注意事项

24 居家如何实施儿童近视防控

居家用眼，儿童最感兴趣的和离不开的就是摆弄电子产品和网络资源了，一切都离不开眼睛。保护眼睛，近视防控就更加重要了。无论是已经配戴近视眼镜的，还是轻度近视的孩子都要严格管理。

首先，一定要做到控制用眼的时间，定期放松眼睛，让眼睛得到休息。一般建议近用时间 30min 就要打断用眼，不超过 40min。无论是看书、看电脑还是看电视，都建议进行短暂的休息，当然最好是休息 5 ~ 10min，年龄越小的孩子越要严格管理，办法很多，家长可以帮助孩子设好闹钟或提示；电脑可以自动设置关屏；手机可以设置闹铃。放松的办法也很多，如到阳台或窗户边眺望远处、闭眼休息、热敷眼睛；做做眼保健操、转动眼球等。

其次，要注意用眼及书写的姿势，坐姿端正、身体端正、头位端正、眼睛端正；电脑摆放高度合适，手机放置位置距离合适，尽量不要太近；坐位书写遵循“一寸一拳一尺”原则（图 15），握笔一寸、胸离书桌一拳、眼离注视目标至少一尺。

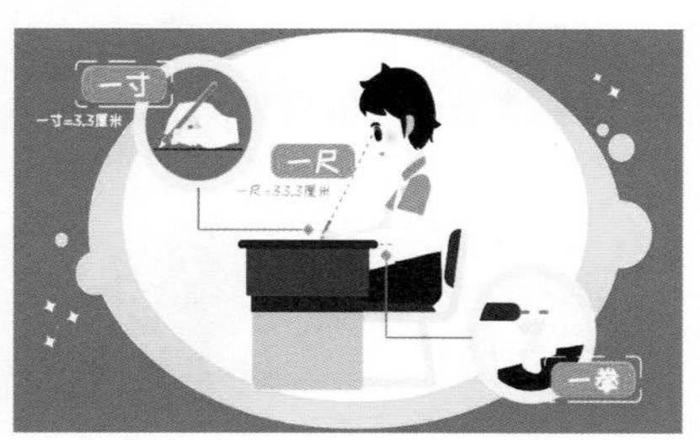

图 15　“一寸一拳一尺”示意

居家更要注意合理的作息时间；健康的饮食，不能吃太多的零食和甜食，多吃蔬菜、水果；保持好的室内照明条件，不要在昏暗的地方看书；可以到阳台多晒太阳，进行适量的居家运动等。

遵循了以上的管理，配戴准确的近视眼镜。不可大意，有家长和孩子认为在家看近处事物很清楚，就忘记戴眼镜，这样也可能容易加深近视度数的，尤其是中高度的近视儿童，更要有管理理念，预防高度近视的发生和加深，而对于儿童已经是高度近视的，则更加要严格执行，严格管理，从自身做起，防控近视。

25 隐形眼镜配戴者的护理与使用

隐形眼镜其实就是常规的角膜接触镜，它的特点是直接配戴在眼睛的角膜上，它作为一个载体与眼睛直接接触，另外配戴隐形眼镜入眼，必须要靠手的帮助。因此，配戴隐形眼镜者需要注意以下事项。

（1）一定要规范洗手。手是隐形眼镜配戴者污染物的来源之一，手会习惯性去碰触脸部、鼻部，取其他物品（如化妆品），碰触公共场所的按钮等，建议采用中性洗手液或肥皂洗手，参考标准七步洗手法（参见 17 讲）。

（2）一定要管理好镜片。隐形眼镜镜片的护理和更换尤其重要，隐形眼镜镜片分为软性和硬性。①软性隐形眼镜：目前多数配戴的是软性隐形眼镜，这种镜片的特点是含水，柔软，容易吸附沉淀物，所以要更加重视规范护理，包括每日的清洁、冲洗、消毒、储存的步骤，清洁时一定要重视镜片的揉搓，消除部分沉淀物等。目前较推荐的软性隐形眼镜是每日抛弃型的镜片，也就是当日白天配戴，到晚上取下可以直接扔掉，那样就不需要护理，更加简单而安全，缺点是费用相对较高。②硬性隐形眼镜：目前青少年配戴最多的 OK 镜（角膜塑形镜）就是硬性的镜片，这种镜片的特点是材质硬、透氧高、成本贵、有一定控制近视发展的作用，一副镜片基本上要配戴 12 ~ 18 个月，所以护理就更需要加强，尤其是特殊时期。为安全起见，要提升护理的要求：加强每日护理，基本步骤同软性隐形眼镜，可以使用强效护理液，结合生理盐水的彻底冲洗；加强去蛋白的护理，建议一周一次去蛋白护理操作；加强镜片更换处理，严格把关镜片的质量，发现镜片划痕较多、配戴后容易发红或发炎等建议尽早更换新片。

（3）其他注意事项：严格清洁和消毒辅助用品，定期更换辅助用品（如镜盒、吸棒等）；严禁用自来水、蒸馏水或白开水代替护理产品；每日自我检查镜片和眼睛的状况，出现眼部不适、发红、疼痛等及时停止配戴隐形眼镜，必要时看医生。

26 眼药水的正确使用

因疫情防控需要，各地政府纷纷出台让居民们宅家的政策，电子设备成了宅家最好的消遣、娱乐项目，眼睛出现干涩、眼花，甚至疼痛的症状越来越明显，眼药水成了缓解症状的法宝。但别忘了，眼“药”水也是药啊，不正确、规范的使用，也是会损伤眼睛的。那该如何正确、规范的使用呢?

（1）根据不同的眼部症状，遵医嘱使用合适的眼药水，切不可拿起网购眼药水随手一滴。

（2）根据眼药水的规定使用频率和治疗时间点来使用，切不可过度使用。若是滴两种或两种以上的眼药水，两种之间应间隔 5min 以上。

（3）滴两种或两种以上的眼药水时，先滴刺激性弱的再滴刺激性强的，先滴眼药水再涂眼药膏。

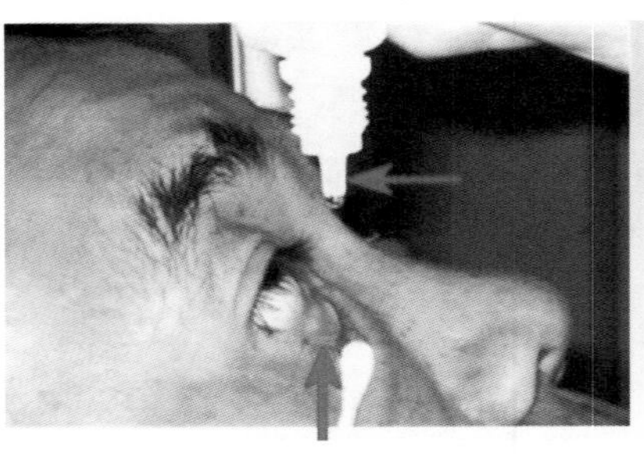

拿眼药水时，瓶口要抬高 2 ~ 3cm，不能与眼睫毛和结膜碰触，以防污染瓶口引起感染
位置：下穹窿部结膜上（图示红色箭头指的地方）而不是直接滴在“眼睛中央”（黑眼球上）

图 16 眼药水正确使用方法

（4）滴眼药水前先检查眼药水的质量、有效期等，滴前先洗手，使用棉花签拉开下眼睑，将眼药水滴在下穹窿部结膜上（即眼球和下眼皮之间的结膜囊内），轻闭眼 3 ~ 5min，也可闭目转动眼球（图 16）。

（5）眼药水一旦开封最多可使用 4 周，一般情况下眼药水常温下保存即可，特殊的眼药应按照说明书上的要求存放。

27 消毒剂等化学物入眼的预防与紧急处理

在疫情期间，许多家庭备有酒精、84 消毒液等消毒剂来预防病毒传播。但不正确使用消毒剂将成为家庭一大安全隐患。做好以下几点预防眼化学伤的发生：

（1）勿直接用消毒剂喷洒面部，特别是眼部，防止造成消毒剂进入眼睛造成伤害。

（2）将消毒剂置于儿童不易接触到的地方，防止误操作引起意外。

（3）使用消毒剂前仔细阅读使用说明，使用时远离火（热）源，使用后清洗双手。

如果消毒剂不慎入眼会造成眼红、眼痛、眼部刺激感、流泪等症状，烧伤程度取决于消毒液浓度、作用时间、消毒剂的酸碱性等。一般情况下酒精及稀释的 84 消毒液对眼睛造成的损害大多是角膜上皮损伤，这种损伤是可恢复的，勿过度慌张。此时需立即用大量清水冲洗眼睛至少 15min，稀释眼部消毒液浓度，降低消毒液对眼部的侵蚀。若冲洗后眼部仍有明显不适感，建议尽快就医。

28 紫外线消毒灯等强光源的正确使用

病毒肆虐，很多市民购买了紫外线消毒灯，在家进行口罩、衣物、空气等消毒。紫外线消毒灯，它辐射幅度大，消毒效果好，但是如果使用不当，对人体表面的皮肤和眼睛会带来较严重的危害。暴露在紫外线消毒灯下的皮肤会出现红肿、疼痛、脱屑等不适，如果长时间的照射，可能会引起皮肤的癌变和发生皮肤的肿瘤。对眼睛的危害，会导致“电光性眼炎”，因眼睛的角膜上皮细胞和结膜吸收大量强烈的紫外线而引发的炎症，人们通常会感到两眼烧灼感和剧痛，伴有头痛、畏光、流泪、结膜充血、水肿等症状，如发生上述症状，要立即就医治疗。那么，我们该如何正确使用，才能避免紫外线消毒灯对人体造成伤害？

（1）用于空气消毒时，应提前做好室内清洁，避免人员走动，应关闭门窗，自灯亮 5 ~ 7min 后计时，每次消毒时间不得少于 60min。

（2）紫外线消毒灯照射过程中禁止人员进入室内走动，必须进入时，应先停止紫外线消毒灯照射。

（3）用紫外线消毒灯消毒物品时，将物品摊开或挂起，扩大照射面，有效距离为 1m，照射 30min 左右即可。

（4）当室内温度低于 20℃或相对湿度超过 50% 时，应延长照射时间。擦洗地面后要待地面干燥后再行紫外线灯消毒。

（5）操作紫外线灯时，穿长袖衣裤，戴墨镜或防护眼镜，避免眼睛直视灯管和皮肤直接暴露在灯管下。

29 眼外伤的预防与紧急处理

疫情期间，在家中时间较长，相对平时在户外发生眼外伤的风险较小，但仍需要注意防范以下几点：

（1）不要模仿社交媒体上的危险动作，不要在家中嬉戏打闹。

（2）将尖锐物品整理收纳好，置于孩童无法接触的区域。

（3）有条件的家庭可以在家中尖锐处（如桌角、门把手）位置粘贴海绵条等软性缓冲物防止磕碰。

（4）炒菜时注意保持炒锅干燥，避免热油飞溅，有条件可以戴护目镜保护。

（5）注意地面防滑，常见浴室和拖地后地面。

如不慎发生眼外伤事件，切莫慌乱，做好以下几点紧急处理，及时就医：

（1）如合并严重的头面部或全身其他部位损伤，记住先保命原则，至综合医院急诊科就诊，勿至眼科急诊。

（2）如溅入热油或异物，切忌揉眼睛，请立即大量清水冲洗眼睛，冲洗后无异物感或视力下降，可自行观察；如仍有异物感甚至出现视物模糊等眼部症状，请至眼科急诊就诊。

（3）如有撞击、钝物击（砸）伤眼睛、观察到眼睛出血、视力下降、眼痛无法缓解的情况，请至眼科急诊就诊。

（4）如为尖锐物体刺伤眼睛，切勿自行拔除，请立即至眼科急诊就诊。

（5）如可以选择，请尽量在白天就诊，医疗条件较夜间急诊更全面。

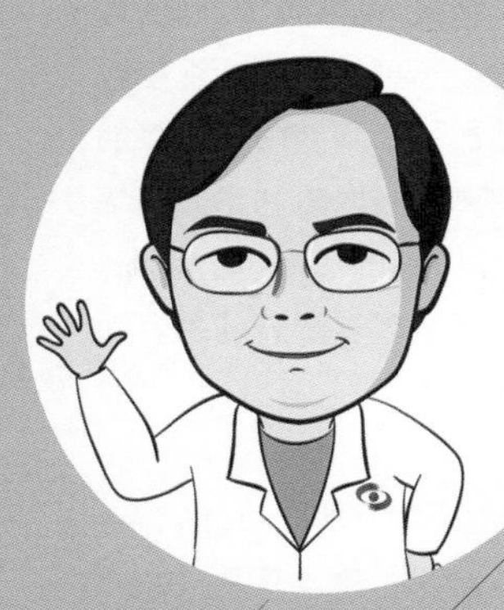

第6课

疫情期间常见眼病的自我管理

30 高度近视和散光应该如何注意用眼？

近视和散光都属于屈光不正的类型，高度近视指的是超过600度以上的近视程度。高度近视的原因很多，大多数是由于眼轴过长造成的，高度近视同时伴有散光的眼睛，相对来说用眼后更加容易疲劳、眼酸、喜眯眼，如果长时间的近距离工作或学习后导致眼睛超负荷的，还可能引起近视度数的加深。随着近视度数的加深，眼轴加长，则有引发更多的并发症可能（如黄斑疾病、视网膜脱离、白内障和青光眼等疾病），尤其是随着年龄的增长后发作疾病的概率也会增加。

所以对于已经是高度近视或高度近视伴有散光的患者而言，保护眼睛尤其重要。主要注意以下几点。

（1）合理的用眼时长

注意用眼时间的控制，尤其是近距离用眼的时间，特别注意使用电子产品的时间控制。成年人建议用眼40min休息5 ~ 10min，未成年人高度近视要更加重视，用眼20 ~ 30min建议休息5min或以上。年龄越小越要严格控制。

（2）正确的用眼距离和姿势

注意用眼距离和姿势，距离上建议眼睛离注视物体或屏幕40cm或者以上，电脑屏幕略位于眼睛水平位置的下方；用眼姿势保持端正，很多人喜欢歪着头部视物，容易导致一眼特别用力而加深近视度数。

（3）注意用眼习惯及卫生

散光度数比较大，尤其是角膜形态不对称的眼睛更加要重视：尽量不要一直用某一个眼位视物，如不要一直盯着看手机等，也不要常用手揉眼，否则可能进一步导致角膜不对称，从而散光加重。

（4）尽量不出门，有异常及时就诊

对于高度近视眼尤其眼轴特别长的，要定期检查屈光度数和眼睛健康检查，出现一些问题要及时就诊，如当眼前突然出现漂浮物增多、单眼或双眼出现闪光感、窗帘样的视物遮挡感等。

31 放假期间如何进行儿童弱视保健？

弱视是一种发育性眼病，儿童弱视需要早发现、早治疗，并且需要持续戴镜和弱视训练，并定期随访。弱视训练是一个长期的过程，一般弱视是否治愈的临床观察时间需要 3 年。疫情期间孩子不方便就诊，那就需要在家里进行弱视的自我管理和视觉训练，主要注意事项有以下几方面。

（1）坚持戴镜要牢记

坚持戴镜是弱视治疗最基本，也是最重要的第一步，除了洗澡和睡觉以外，家长需监督孩子戴好眼镜，弱视儿童戴镜的目的是获得更清晰的视觉刺激，平衡双眼的调节，故无论看远看近均需戴镜。有些儿童由于外观不好看而拒绝戴镜，此时家长需正确引导和安抚孩子，多点耐心和理解，或采取一些奖励措施以确保孩子戴好眼镜。

（2）坚持遮盖和视觉训练

判断弱视治愈的临床观察时间需要 3 年，弱视眼视力达到正常后也会出现回退现象，因此弱视眼需要进行长期的随访和视觉训练。疫情期间，孩子在家正是进行遮盖和弱视训练的好时机，家长要监督孩子正确地进行好眼遮盖，切勿遮错眼睛，遮盖需彻底，要注意观察孩子在遮盖的过程中有无出现偷看行为，遮盖时间需遵医嘱。弱视训练需监督孩子完成，孩子需戴镜进行训练，单眼弱视者需遮盖好眼进行训练，每天按时完成训练，训练强度和训练方案需遵医嘱，在遮盖和训练过程中孩子可能会出现反抗情绪，家长需及时安抚和沟通，尽量鼓励孩子完成每日的遮盖和训练任务。

（3）电子产品使用需适度

有些家长会把使用电子产品等同于弱视训练，认为只要让弱视眼多看电子产品就会达到弱视训练的效果，从而导致孩子发生视疲劳等视觉损害。电子产品本身并无法取代弱视训练产品，因为视觉信息的呈现方式不一样。疫情期间，孩子在家时间长，电子产品的使用更需可控和适度，不能持续时间过长，也不能在黑暗的环境下观看，家长需正确引导孩子使用电子产品。

（4）纠正孩子揉眼坏习惯

很多孩子都会习惯性揉眼睛，尤其在持续用眼后，我们手上会携带很多的细菌，揉眼睛时很容易使眼部受到感染。如果感觉眼睛不太舒服，轻轻眨眨眼睛，或者用棉签在眼睑皮肤上轻揉，而不要用手碰到眼睛。尤其在疫情期间，千万要叮嘱孩子不能揉眼，也尽量注意不要用眼过度。

（5）疫情过后，需及时医院复诊

弱视治疗需要坚持复诊，及时更换眼镜和评估患儿弱视程度，以便更改遮盖频率和改变弱视训练方案，尤其对于中、重度弱视的儿童，如果家庭训练方法无效，仍需到医院进行视觉训练。故当疫情解除后，家长仍需及时带患儿到医院进行复诊。

32 白内障患者日常注意事项

白内障不是眼科急症，短期内不会进展很快，不需要药物治疗，也不着急手术。如果出现以下情况，请及时至医院就诊，不能拖延。

（1）要注意由白内障引发的急性闭角型青光眼和急性葡萄膜炎

急性闭角型青光眼和急性葡萄膜炎这两种眼病的临床表现都是眼红、眼痛、伴视力下降，青光眼的病情会更急更重，常伴有头痛、恶心、呕吐。

（2）其他无痛性视力障碍性眼病

白内障可能会掩盖了其他无痛性视力障碍性眼病的表现，如视网膜脱离、缺血性视神经病变等。白内障患者平时要经常遮盖一眼查看单眼的视力情况，如果出现视力突然下降或眼前出现大片的黑影，或者对光的感觉明显变弱，应立即到医院就诊，不能拖延。

33 加强青光眼自我管理

青光眼作为全球第一位的不可逆致盲性眼病，目前主要的治疗手段，以控制眼压为主。国际上要求每一位患者按照个性化制定的随访周期进行复查，当下新型冠状病毒肆虐，多地处于封闭防控状态。我们的青光眼患者要如何自我管理和保护呢?

（1）保持规律用药和良好的情绪

使用降眼压眼药水是控制眼压的重要手段，疫情期间患者仍需保持常规用药，眼药水用完后可就近去当地药店购买，保持眼药水的不间断使用。同时保持情绪舒畅安稳，长期不良的精神刺激、暴躁脾气、抑郁等均可引起眼压波动。

（2）规律的生活、饮食起居

劳逸结合适度增加体育锻炼，以耐力运动为主，杜绝举重、倒立等力量型运动。忌烟酒、浓茶等，避免暗室下过度用眼尤其以闭角型青光眼患者尤为注意。注意用眼卫生，并在生活中严格控制血糖和血压，避免诱发青光眼进一步发展。

（3）眼压监测

青光眼患者需定期复查眼压，疫情期间，测量条件比较艰苦。居家期间以自身眼部感受结合指测法粗略估计大概眼压：双眼向下注视，用双手食指指尖同时交替轻轻触压上睑板上方深部的眼球壁，当一指压迫眼球时，另一指即可感触波动感，双手手指轮流交替压迫和感触，以此估量眼球的软硬程度。硬度如鼻尖则为正常眼压，如额头则眼压可能过高，如口唇则可能偏低。此法为疫情期间估测眼压使用，同时每个人的目标眼压不同，具体结果需自我考量。

若自我感知眼压明显升高且条件允许，可就近至眼科医院门诊测量眼压。这里提几点测量眼压时的注意事项：

虽然我们平时测量的眼压计被称为喷气式非接触眼压计，但在荧光相机 1/400s 的拍摄和荧光素染色后，可以看到眼表的泪液在气压的作用下形成大片气溶胶粒子（图 17）。

气溶胶传播可能为此次新型冠状病毒的传播方式之一，因此若到医院测量眼压除必要的口罩外，需确保当地的眼压计有做到一人消毒一次，或使用手持式的 icare 眼压计测量眼压（图 18）。

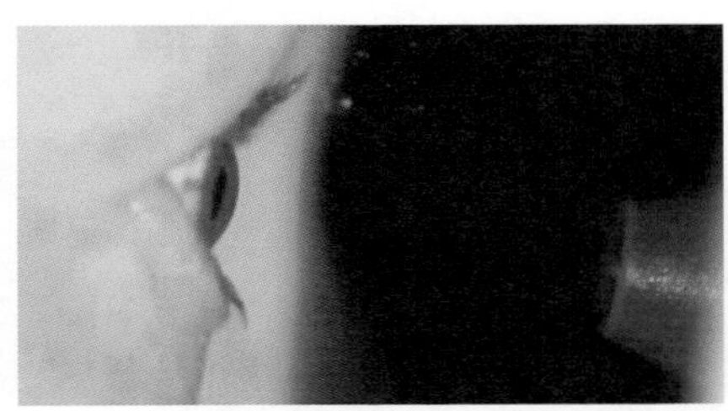

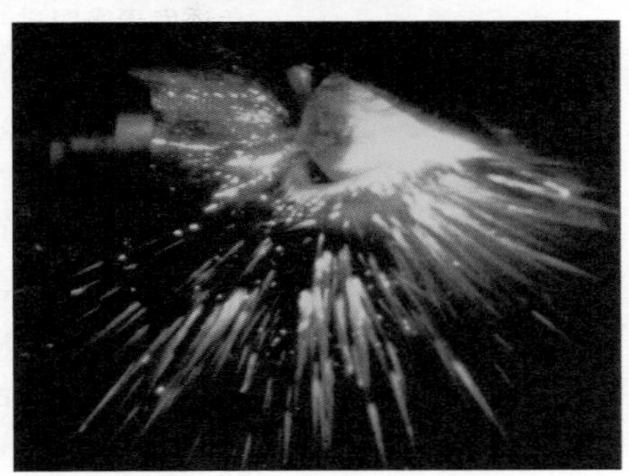

图 17　荧光素染色后显示的气溶胶粒子

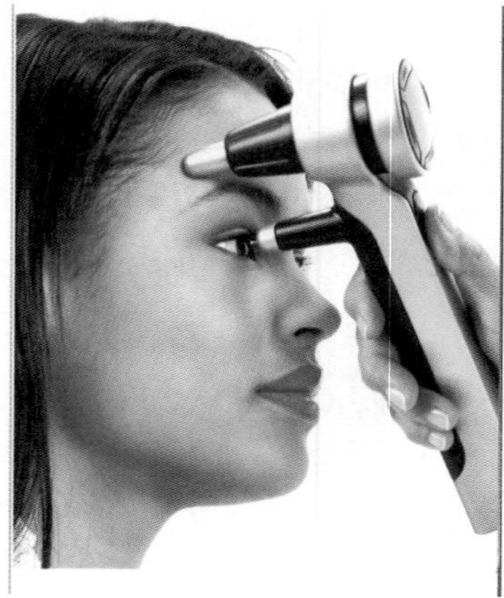

图 18 手持式的 icare 眼压计测量眼压

（4）视野及其他检查

疫情期间，针对眼压稳定的患者可酌情延长随访周期。

（5）警惕青光眼的危机信号

居家期间若出现以下情况需立即到院就诊：①自我可感知的眼压升高，正常眼压为 10 ~ 21mmHg，指触眼球富有弹性；当眼压升高至 25 ~ 40mmHg 时，指触眼球会偏硬；当眼压高至 40mmHg 以上时，可感知眼球硬如石头。②头痛眼痛，甚至出现恶心呕吐：当眼压过度升高至反射性引起迷走神经兴奋引起严重恶心呕吐，因此若有上述症状出现意味着眼压有明显升高。

有明确的视野损伤加重：①视力明显下降：视神经损伤会伴有明显的视力下降，可在家定期自测。②自我可感知的视野缺损进展：除专业的视野计外，轻微的视野改变很难自我感知，当出现明确的视野缩小，或双眼视野范围有明显差异，则可能出现了视野进展，需立即就诊。

青光眼的最终结局可导致失明，而当前新型冠状病毒肆虐，处在两难的境地，请大家就医期间一定要做好自我防护。

34 葡萄膜炎患者抗疫支招

（1）正确认识葡萄膜炎

葡萄膜炎可以简单地理解成发生在眼球里面的眼内炎症，它是一类属于低发病率、低患病率，但具有高复发性和高致盲性的眼部疾病。如果延误了诊治，病情加重，可引起白内障、青光眼、眼球萎缩等并发症而致盲。因此，一旦被确诊为葡萄膜炎，切不可掉以轻心，而要规范就医，并建立与医生有效的沟通联络渠道，共同防控炎症。

（2）炎症应预防在先

一般来说，在过度劳累、紧张、熬夜、烟酒、辛辣、生冷油腻性食物刺激等情况下容易造成葡萄膜炎的发作、加重、复发。因此，宅在家中也应做到饮食起居要节律。注意劳逸结合，保持身心健康，积极锻炼身体，晒太阳，常食各种蔬菜水果来补充维生素，增强体质，这些举措对预防葡萄膜炎都有重要的意义。

（3）急症需急诊医治

一旦出现眼红、眼痛难睁、视物模糊、视力下降的症状，可能意味着葡萄膜炎的急性发作。此时应该采取眼科急诊，规范用药以帮助迅速控制炎症，并避免进一步的并发症；千万不要把它仅仅当成“红眼病”，自行购买抗生素眼药水抗“炎”而丧失了有效治疗的良机。因为，此种葡萄膜炎往往是由于自身免疫功能异常而造成的非感染性炎症，不具有传染性，需要紧急采用激素和睫状肌麻痹剂型眼药来控制炎症。俗称的“红眼病”则往往由细菌或病毒感染所引起，具有传染性，应采用抗细菌或抗病毒的眼药来控制该炎症。对于既往有过类似发作史的葡萄膜炎患者来说，可以通过医院推出的网络平台（如关注“温医大眼视光”公众号的“专属医生”），及时联系专科医生以指导用药，或进行网络购药。在此尚需强调，切勿随意使用激素性眼药，以免造成药源性高眼压甚至继发性青光眼而损害视力。

（4）慢病患者的居家管理

一是参照葡萄膜炎的预防举措，来避免炎症的加重和复发。二是对于原有服药控制葡萄膜炎的患者，仍应遵照医嘱继续维持用药；并提醒一直在服用激素或者免疫抑制剂的患者，切勿自行减药或者停药而造成反跳现象，导致炎症复发或者加重。对于口服激素的患者，注意控制饭量，均衡营养，控制体重；口服免疫抑制剂的患者宜常饮水；常吃含钾高的食物（如茄子、海带、莴笋等），含钙高的食品（如牛奶、酸牛奶、虾皮等）；少吃肉汤类，因为肉汤中含氮浸出物较多，能够促进体内尿酸增多，加重心、肝、肾脏的负担。疫情期间患者可能出现新情况但不便复查或缺少药物等，均建议通过网络平台咨询医生而获得指导，以解燃眉之需。

35 当“假肉”爬上你的眼

很多中老年人眼睛在不明原因下出现了“假肉”的增生，通常位于鼻侧结膜，向瞳孔区缓慢生长，这个眼科疾病叫翼状胬肉。它的发病可能与紫外线的暴露、眼干涩、灰尘和风沙的刺激有关。由于它病情发展缓慢，多数人不会在意。当发现自己患有翼状胬肉可通过以下方法判断是否需要进一步治疗。

（1）保守治疗

“假肉”增生未长入“黑眼珠”角膜或长入宽度小于总直径的 1/5 时可考虑保守治疗。避免太强的阳光照射，佩戴防紫外线眼镜减缓疾病的进展。如有眼干、眼红、异物感等不适，可使用人工泪液滴眼液润滑眼表，减轻不适感。如眼红无明显缓解，在医生指导下使用局部类固醇滴眼液缓解眼红、眼痒等其他不适症状。

（2）手术治疗

如果“假肉”增生长入“黑眼珠”宽度大于总直径的 1/5、影响视力、影响外观，可考虑手术治疗（图 19）。因翼状胬肉起病缓慢，翼状胬肉手术一般为择期手术，手术去除增生的肉芽组织，并在缺损区移植自体的结膜组织以减少组织疤痕和复发。

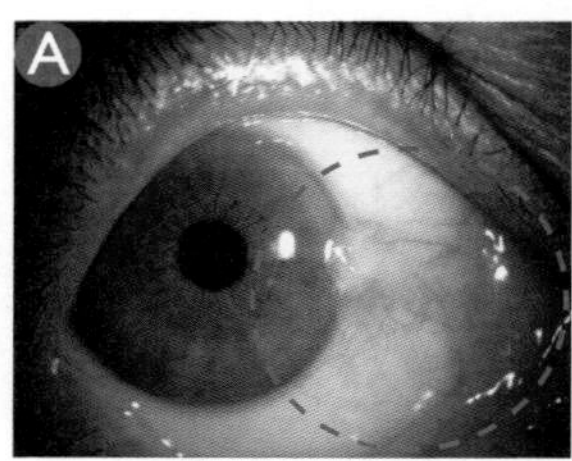

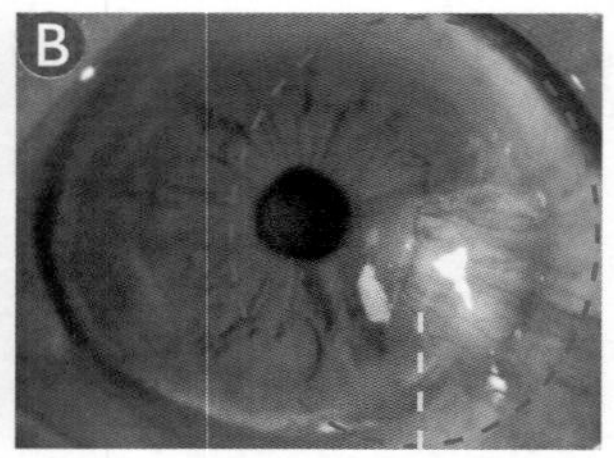

A：未超过1/5，不需要手术治疗，充血可用滴眼液治疗；

B：需要择期手术切除。

图19 翼状胬肉眼部情况

36 眼睛发现“飞蚊”了怎么办?

（1）为什么总抓不住眼前的“飞蚊”？

有中老年朋友诉苦说，他们的眼前总有几只“蚊子”在飞来飞去，眼睛看到哪里就飞到哪里，赶都赶不走，不胜其烦。这到底是怎么回事呢?

这就是传说中的“飞蚊症”，它是一种自然老化现象，随着年龄增长，眼睛里的“玻璃体”会由原来“透明”的“凝胶”状态逐渐“液化”“混浊”。于是就有了眼前的黑点飘舞，犹如“飞蚊”。

（2）“飞蚊”越来越多，会不会“瞎了”？

随着年龄越来越大，“黑影”越来越大，越来越多，会不会最后整只眼睛都被黑影遮住了，就“瞎了”？其实不然，如果是单纯的老年性玻璃体变性通常对眼底无损害。因此它不影响“视功能”，但影响“视感觉”。

（3）会不会有“万一”，那又该怎么办？

值得关注的是某些眼科疾病有时会披着“飞蚊症”的外衣迷惑我们，就像当前的“新型冠状病毒肺炎”有时披着“感冒”的外衣一样，我们要提高警惕，注意甄别。

1）近视者（尤其是高度近视）。

2）有过“视网膜裂孔”“视网膜脱离”“玻璃体积血”等眼部治疗或手术史（包括白内障术后）。

3）高血压、糖尿病、高血脂等全身基础病，需严格控制血压、血脂、血糖等。

4）肺结核、梅毒、系统性红斑狼疮等全身感染性 / 免疫性疾病者。

5）外伤史等。

有以上情况者需避免剧烈运动，严密观察：是否黑影短期内越来越多，是否有“幕遮感”，是否视力明显下降或是否有其他伴随症状（眼红、眼痛、头痛、闪光感等），如果有，请及时就近至医院眼科就诊，通过详细检查明确病因，必要时可行视网膜光凝治疗、手术或相应的对因治疗。

（4）有什么方法可以延缓“眼衰老”？

1）少熬夜，规律生活作息。

2）适当补充维生素 A、维生素 E 等，叶黄素、玉米黄素（胡萝卜、紫甘蓝、菠菜等），深海鱼。

3）正视“眼睛老化”，平衡心态，避免因焦虑、忧虑而影响生活质量。“舒适生活”和“与蚊共舞”两者可共赢。

总之，“飞蚊”不可怕，但需防“万一”，可进亦可退，共“舞”享人生。

37 眼睛干了怎么办?

干眼已经成为影响人们生活质量的一种常见眼表疾病，其发生和生活习惯、电子产品使用等诸多因素相关，手机电脑等产品的频繁使用无不增加了干眼的发生和发展。那么，如何做好居家护理?

（1）去除病因，控制原发病

干眼的病因十分复杂，寻找病因，进而针对性地解决，是提高干眼治疗的关键。如果是由全身疾病如风湿免疫相关疾病引起的，按相应专科的要求，仍需进行原发病的治疗。

（2）改善居家环境，保持良好生活习惯

南北方的生活环境差异较大，不同地方的温度和湿度有所不同，适当的开窗换气、增加对流及加湿器的使用可改善室内环境，减少泪液的蒸发，一定程度上缓解干眼症状。

合理调整作息时间，早睡早起，避免熬夜。适当进行一些居家锻炼，可促进身体新陈代谢，增强免疫力，同时能在一定程度上放松心情，改善干眼症状。合理搭配饮食结构，减少重油重辣等食品，多喝水、多吃蔬菜等有助于预防干眼发生。

（3）避免过度用眼，保持良好的用眼习惯

一般近距离用眼 40min 后，休息 5 ~ 10min，可远眺，辅以完全眨眼。也可记住 20-20-20 原则，即阅读书写看手机及电脑等 20min 后，要抬头眺望 6m 外远方至少 20 秒以上。在明亮光环境下看书看报、使用电子产品等。避免用眼疲劳，引起干眼的发生或加重。

（4）合理使用眼药水

人工泪液作为干眼治疗的一线用药，具有润滑眼表、补充泪液等多种作用。对于轻度的干眼，可选择黏稠度较低的人工泪液如玻璃酸钠类；对中重度干眼，可选择黏稠度较高的人工泪液（如聚乙二醇类）。需长期使用者，最好选择不含防腐剂的人工泪液。不要随便点用网红眼药水或在未遵医嘱的情况下使用激素或抗生素眼药水。

（5）注意用眼卫生，做好眼部清洁

对于某些干眼患者，需要对眼部进行清洁，有助于干眼的治疗。眼部清洁需要使用特殊的眼部专用低刺激性清洁棉片或清洁液，对上下眼睑的边缘、睫毛根部进行擦洗。

（6）眼部热敷

热敷可以促进睑板腺功能的改善。可使用40℃左右的热毛巾或发热眼罩，闭眼热敷10min左右，一天可进行1 ~ 2次。此外，使用时务必注意不要温度过高引起眼睑或角膜的烫伤。

（7）眼睑按摩

按摩对于睑板腺功能障碍的干眼患者可以促进睑脂排出。眼睑的按摩具有特别的按摩手法，务必在遵医嘱的情况下学习后操作。按摩前需进行双手清洁，一手食指向外拉伸外眼角，另一手的食指和拇指由外向内、由上向下（下睑按摩时由下向上）逐步推进按摩。按摩完毕后也需要进行双手清洁。

（8）尽量不出门，外出做好防护措施

外出需佩戴好口罩、护目镜等相关防护物品，减少接触病菌，不到人员聚集地方活动。

38 眼睛突出了怎么办?

如果发现眼球突出给人怒目圆瞪的感觉，要警惕甲状腺相关性眼病。甲状腺相关性眼病是成人最常见的眼眶疾病，目前被认为是一种自身免疫性的眼眶炎症性疾病，常伴有甲状腺功能异常，如甲状腺功能亢进症、甲状腺切除手术等。

一般女性好发，随着年龄的增大，甲状腺相关性眼病的总体严重程度呈增加趋势。临床表现为眼睑退缩、眼球突出给人怒目圆瞪的感觉，部分患者逐渐出现眼球活动障碍和斜视，严重者出现暴露性角膜炎以及视神经病变，甚至可导致失明。

目前具体机制不详，缺乏有效的根治手段。目前主要采用对症的处理方法，如急性期使用激素治疗；稳定期眼球突出明显、视神经病变等可采用眶减压手术等。因此，甲状腺相关性眼病需要长期的观察与随访，及时对症处理。特别是出现明显的视力下降与角膜溃疡时（图 20）需及时就医，目前的内镜下眶减压手术可以达到很好的对症治疗效果。虽然具体机制不详，但是需注意以下几个危险因素：

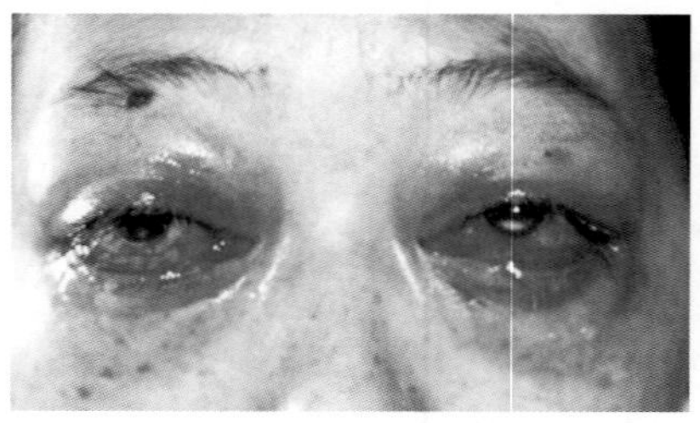

图 20 暴露性角膜炎

（1）吸烟。是目前比较公认的危险因素，应当戒烟（包括二手烟）。

（2）甲状腺功能。临床观察发现甲状腺相关性眼病加重的患者，常伴有甲状腺功能的异常波动，因此在甲状腺相关性疾病治疗时注意避免甲状腺功能的波动，如遵医嘱按时按量服用相关药物，切忌自行减量、加量。

（3）规律的作息习惯。尽量避免熬夜，以免破坏人体的内分泌分泌节律。

（4）注意观察睡眠时眼皮情况，尽量避免睁眼睡觉。如有睁眼，可考虑用红霉素眼药膏涂眼封闭或者使用湿房镜等保护。

（5）定期检查眼压，避免眼压异常继发视神经病变等。

39 眼睛“红”了怎么办?

有时候眼睛“红”了，不一定是红眼病，而是眼睛出血，它就是结膜下出血（图 21），是常见的眼科疾病。主要原因是球结膜下血管破裂或渗透性增加引起的，当我们的结膜下组织疏松，出血后就会聚集成片状或弥散分布，肉眼看它的颜色显示为鲜红或暗红，除眼出血外无畏光、分泌物、眼痛、视力下降等症状。与另外一种眼红表现的结膜炎具有明显的区别，结膜炎除有异物感、眼痛等不适外，往往伴有水样、黏液或脓性分泌物。

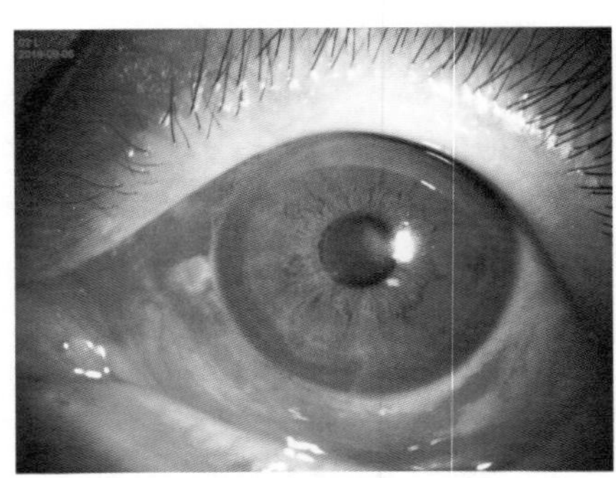

图21 结膜下出血

日常生活中，由于其起病急、外观改变明显，容易使人产生急躁情绪而前来急诊诊治，而实际上结膜下出血并不严重，其仅影响外观，所以疫情期间无须恐慌，居家处理原则如下：

（1）结膜下出血不合并其他眼痛、畏光、分泌物等症状无须就诊，急性发病可考虑冰敷，发病48小时后可行热敷促进淤青的吸收。

（2）结膜下出血与皮下软组织挫伤淤青一样，仅组织的血管破裂，如无反复、不同部位多次发生，一般不需要急诊诊治。

（3）在出血期间或出血吸收后尽可能不揉眼，避免造成血管再次破裂发生再次出血。

40 眼睛"流泪"了怎么办？

流泪是常见的眼科疾病，成人主要原因为干眼、结膜炎等局部刺激；泪道阻塞即泪液的排出通道阻塞等。因此流泪患者需来院就诊，以明确流泪原因。干眼、结膜炎等局部刺激引起的流泪，在局部因素解除后消失。泪道阻塞引起的流泪常需要手术解决，在继发细菌感染的情况下可出现急性泪囊炎的发作而出现局部红肿痛等症状需要急诊治疗（图 22）。因此需注意以下情况：①平日需用抗生素眼药水，有助于控制眼部病菌传播。②生活中应注意休息、规律生活、不宜用眼过度。③一般情况目前不必急于就诊，除非出现急性泪囊炎发作。

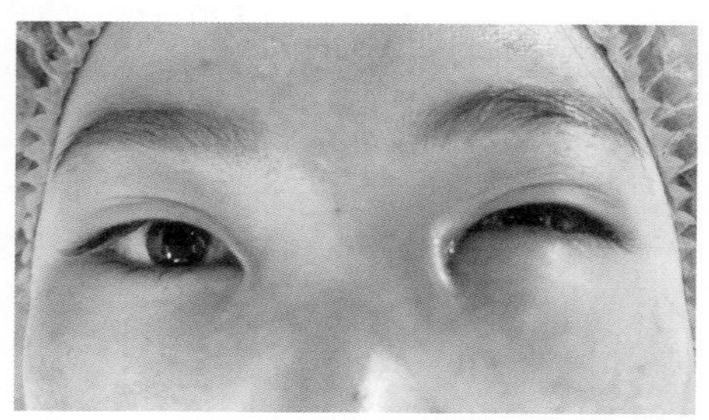

图 22　急性泪囊炎

婴幼儿流泪的常见原因为泪道发育导致泪道出口的阻塞，继发细菌感染亦会出现流脓。目前我们采用阶梯疗法，即泪囊按压、泪道探通、泪道置管，最后行泪道再通手术。一般在 8 个月之前有一定的治愈率，探通成功率随月龄差异不大，我们一般在 8 个月前先行泪囊按压，不能自愈的话，8 个月大后尽早行泪道探通手术。如探通不成功，依次行后续治疗。以下情况需要家长注意：①平日需用抗生素眼药水，减少泪囊炎的发生。②注意泪囊按压手法，以拇指压向眼角，先向后再向内按压眼角。③ 12 个月前尽量完成泪道探通，以免延误治疗时间，使探通成功率下降。④先天性鼻泪管阻塞修复成功率很高，一般不影响视力发育，疫情期间不必急于就诊。⑤如果出现上述的急性泪囊炎需急诊就诊。

41 眼睛痒了怎么办？

对于眼痒的症状，先进行自我诊断：是否发病前有化妆品、染发剂等化学试剂不慎入眼？如果是的话，提示可能是这些物品导致的过敏反应引起的接触性皮炎或药物过敏性结膜炎。是否有过敏性鼻炎的病史或者过敏体质？过敏性结膜炎和过敏性鼻炎往往是难兄难弟，有过敏体质的人也更容易发生过敏性结膜炎。那么，出现过敏性结膜炎该怎么办呢？

（1）在生活中要尽量避免接触过敏源，但过敏源种类繁多，如生活环境中的花粉、尘螨、粉尘、动物皮毛等。通过过敏源筛查检测，查清楚到底是哪种过敏源引起的过敏反应，才能特异性对因治疗。在家可注意做好生活用品的清洁和消毒，保持生活环境卫生，勤换床褥和枕头，减少尘螨等滋生。

（2）避免揉眼睛或搓鼻子，揉眼会使眼睛变红变肿，加重病情。这里分享一个居家止痒小妙招，把湿毛巾放在冰箱里冰一下，然后拿出来冰敷止痒效果相当不错。

（3）饮食上可增加水果、蔬菜等的摄入，减少重油重辣等刺激性食物的摄入。

（4）可在网上咨询医生，在医生指导下使用抗过敏眼药水，以缓解症状。切莫自行滴用激素类眼药水。

42 眼睛痛了怎么办?

眼睛痛是眼科常见就诊症状。眼科许多疾病都会有眼睛痛的情况，那如何在家中自查自诊判断自己的眼睛痛是否应该尽快就诊呢?

大家要判断自己眼睛痛之前是否有外伤史（磕碰、撞击、刺伤等），排除了外伤的原因（外伤引起的处理方式详见 29 讲）后，如果您为老年人，伴有半侧头痛，甚至呕吐、眼红、视力下降的情况，则要警惕青光眼的发作（详见 33 讲）。此外，如果您伴有眼红、视物模糊的症状，也要怀疑葡萄膜炎（详见 34 讲）的发生。除了以上疾病外，还有一类疾病是比较常见的——麦粒肿。

麦粒肿就是民间俗称的“针眼”，是一类因细菌感染引起的化脓性炎症，症状除了眼睛疼痛外，还常见眼睑皮肤的水肿、发红、胀痛、按压疼痛感加剧，一般不影响视力。

麦粒肿初发时，患者可在家用干净的热毛巾热敷，家中有备药的患者可在红肿的睑缘处涂抹抗生素眼膏或滴抗生素眼药水。观察期间需要注意以下事项。

（1）保持眼部清洁，毛巾勤清洗，勤更换，不要与家庭成员混用毛巾。

（2）不要揉眼，不要自行挤压排脓，容易造成感染扩散。

（3）清淡饮食，少油，少辛辣，少刺激性饮食。

（4）尽量避免使用眼部化妆品。

如症状无法痊愈甚至加重，皮肤表面可见脓点的情况，可至医院切开排脓，并行规范的抗感染治疗。

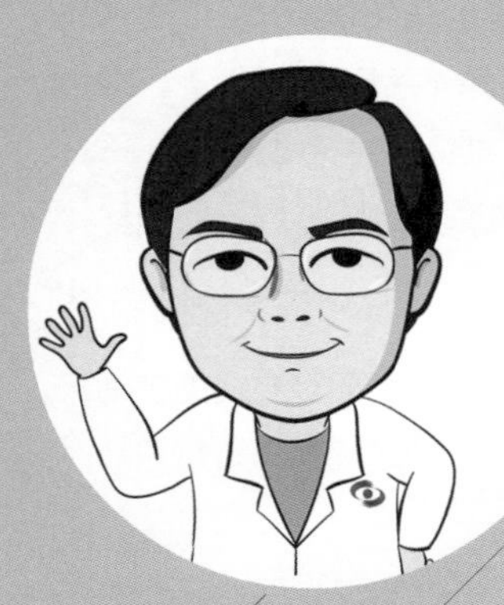

第 7 课

眼病术后无法及时就诊，居家应该正确保养

43 近视术后应该如何保养?

许多人利用春节前的假期做了近视手术，疫情期间，如何在家安心护眼，做好防护呢?

最常做的手术方式有以下 4 种：①飞秒激光小切口角膜基质透镜取出术（SMILE），即俗称的全飞秒手术；②飞秒激光辅助的准分子激光原位角膜磨镶术（FS-LASIK），即俗称的半飞秒手术；③ Smart 全激光准分子手术（TPRK）；④有晶状体眼人工晶状体（ICL）植入术，即眼内有晶状体眼的屈光手术。

（1）术后需要合理用药

常规用药遵医嘱并查阅术后须知，有疑问可在网上咨询专科医生，具体患者的用药可能会因个体差异在用药量和种类上有一些变化，应严格按照医生要求用药。

（2）注意用眼卫生，使用眼药水时注意环境

勤洗手：在家点药前充分清洗双手，严格按照术后须知使用眼药水，疫情期间请在相对独立的空间使用眼药水，并妥善管理好自己的眼药水，避免他人接触或污染。

滴药方法：头部抬高，睁眼，眼睛向上看，轻拉下睑，点一滴眼药水于结膜囊。注意避免药瓶碰到眼睛或睫毛，闭眼 10s，两种眼药水之间间隔 5min 以上。

对使用人工泪液凝胶的患者，若凝胶变干后附着于睫毛，导致睁眼比较困难，可用眼部专用低刺激性的清洁湿巾，或滴了抗生素 / 人工泪液的干净棉签将凝胶打湿以擦除，同法可用于眼部残留分泌物的去除。

（3）尽量不出门，外出做好防护措施

外出需佩戴好口罩、护目镜等相关防护物品，减少接触病菌，不到人员聚集地方活动。TPRK 术后半年以内的患者，出门还需佩戴防紫外线眼镜。

若需购买眼药水，目前一些地区已开通线上 APP 问诊寄送药物功能，可先在线上咨询；回到家后，对口罩和护目镜进行消毒处理，并充分清洗双手。

（4）避免过度用眼，保持良好的用眼习惯

术后短期内尽量少使用电子产品，近距离用眼 40min 后，休息 5 ~ 10min，可远眺。在明亮光环境下看书、看报、使用电子产品等。

（5）不揉眼睛，避免刺激眼睛

术后不揉眼睛，不用力挤眼，不做眼部按摩。前期洗脸、洗头、洗澡时，避免脏水进入眼内。尽量少吃辛辣等刺激性食物，不吸烟，不饮酒。

（6）术后干眼、虚影

可增加滴用人工泪液的次数，可缓解干眼，且眼前形成的泪膜有助于成像。

（7）视力异常、术后眼压波动

近视矫正术后，原则上需要根据手术要求严格按照时间进行复查，尤其是 TPRK 术后的患者，但在疫情期间，患者可以根据自身的具体情况，跟医生沟通后确定是否必须要到医院进行复查。对 ICL 术后的患者，早期避免情绪激动，避免过多头部运动，以免发生眼压升高及出血等情况。

如果视力情况稳定且无疼痛异物感分泌物增多的情况，

则常规用药，注意保护眼睛，可以暂时不用复查。如果出现视力异常，突发眼痛，比较明显的异物感，或者出现分泌物，可及时与医生联系，必要时至当地医院复查，进一步评估。

44 斜视术后应该如何保养？

疫情期间，斜视术后患者不方便就诊，术后可能会出现眼红不退、异物感等症状，也有可能出现视物双影而怀疑手术效果等。针对这些常见斜视术后的患者困惑，提出以下几方面注意事项。

（1）术后患者出现眼红或异物感不必惊慌

虽然斜视手术在显微镜下操作，手术切口小，位于眼表的球结膜，愈合较快，但仍会有一定的创伤，一般完全恢复需要1个月时间。另外结膜缝线未拆也是异物感的一个原因。斜视手术结膜切口缝线细小，待切口愈合后会自行脱落和吸收，疫情期间不方便就诊，也可以考虑不予拆除，在家需注意用眼卫生，不要揉眼。

（2）术后患者出现复视症状也不必过度恐慌

复视分两种：短暂性复视和持续性复视。短暂性复视是患者眼位矫正后双眼视功能重建过程的需要，一般1个月内会自行消失。而持续性复视的发生概率较小，低于1%，是因为患者术后眼位矫正欠佳或双眼视功能状态异常造成，这需要后期到医院复诊，做其他处理。因此，疫情期间建议患者先观察1个月，不要刻意关注复视像的存在，但要注意术后正确用眼，尽量多休息，减少近距离用眼的时间和频率。若复视持续 1 个月以上，可以在医院恢复门诊后及时就诊。

（3）术后患者本来情况已基本恢复，2 天前又突然出现眼红、分泌物增多，是否得了新型冠状病毒引起的结膜炎？

其实这种概率并不大。因为斜视术后 1 个月，眼表微循环、免疫状态仍未获得完全恢复，此时容易受外界细菌、病毒等感染而出现结膜炎。若在疫情时期出现眼红、分泌物增多等结膜炎的症状，也不必慌张，需仔细鉴别：新型冠状病毒并发的结膜炎属于病毒性结膜炎，主要表现为眼红、异物感、伴有水样分泌物增多。同时需要观察自己是否有其他全身症状，如发热、咳嗽、胸闷、呼吸困难等，是否有与新型冠状病毒肺炎患者接触史。如果都符合，则需及时到指定医院就诊。如果没有全身症状也没有接触史，则考虑细菌性结膜炎、普通的病毒性结膜炎或者过敏性结膜炎等。您可以选择网上就医咨询，利用医院微信公众号“温医大眼视光”进行在线咨询（详见 21 讲）。

45 翼状胬肉术后应该如何保养？

目前常见的翼状胬肉切除术分为单纯翼状胬肉切除术和翼状胬肉切除联合结膜移植术两种手术方式。翼状胬肉切除联合结膜移植术是目前多数医师采用的方式，使胬肉术后的复发率明显减少。翼状胬肉术后根据手术方式的不同复查和处理略有区别。

（1）单纯胬肉切除术一般无结膜缝线，术后使用抗生素预防感染及糖皮质类固醇激素滴眼液抗感染治疗，术后1周角膜上皮愈合后，定期复查是否有复发迹象。

（2）胬肉切除联合自体结膜移植，目前常规结膜缝线，常采用不可吸收尼龙缝线以减少术后疤痕和局部炎症反应，需要在术后1 ~ 2周进行缝线的拆除，若出现术眼红、眼肿、眼痛、怕光、异物感、分泌物增加、视物不清等症状及时复诊。

术后早期异物感可能与缝线刺激相关，洗脸时勿用力搓洗术眼，避免未愈合好的结膜瓣撕裂，保持眼部清洁，尽量避免水进入眼。如不能来手术医院复查拆线，可考虑就近医院眼科复诊拆除缝线。

（3）胬肉侵入角膜的部分切除后一般会留少许白色混浊，如无“假肉”长入说明未复发。

（4）所有术式均应定期复诊，并结合眼部炎症（充血情况）和眼压值使用和调整眼部激素滴眼液的使用，以控制炎症和减少胬肉复发的可能。

46 角膜移植术后应该如何保养?

角膜移植术是恢复角膜透、治疗角膜盲患者唯一的有效方式，也是同种异体移植术中成功率最好、效果最好的一种手术。目前可分为全层的穿透性角膜移植和成分角膜移植如深板层、角膜内皮、角膜缘移植。

（1）角膜移植术后需长期使用抗排斥滴眼液预防术后

发生排斥，术后 1 年内不能随意停用药物使用，术后 1 年以上根据病情调整抗排斥药物的使用。

（2）术后尤其是病毒性角膜炎术后预防感冒、注意休息、增加营养，增强抵抗力减少原发病的复发。

（3）控制用眼时间，减少电子产品使用，以防止出现干眼对移植的角膜产生影响，影响术后的愈合。

（4）在居家过程中避免眼部碰伤，角膜移植术后角膜的生物力学较差，易造成移植片的裂开。

（5）深板层和穿透角膜移植术后 1 年左右可考虑拆线，如无明显异物感和畏光可择期随访拆线。

（6）如发生视力下降、畏光、眼红等不适及时咨询主刀医师或急诊诊疗是否有排斥发生。

47 白内障术后应该如何保养？

（1）严格遵医嘱点眼药水

术后 1 周要严格遵医嘱点眼药水。如果视力恢复良好，没有眼红、眼痛，1 周后眼药水可逐步减量应用。术后眼药水使用至少 2 周。如果眼药水不够，可就近医院购买同样或同样药效的眼药水。有特殊情况的患者，应该与主刀医生沟通后调整用药。术后超过 1 个月的患者，没有特殊情况，暂不需要复诊。

（2）有异常及时就诊

白内障术后，特别是术后早期，如果术眼出现眼红、眼痛、视力下降，应该立即到医院检查，不能拖延。

（3）干眼症状的处理

白内障术后部分患者会有干眼症状，表现为眼睛干涩，偶有眼睛痒、异物感、轻微的烧灼感等，可适当点用人工泪液，可适度用清洁的毛巾或湿巾清洁眼睑及睫毛根部。减少看手机及电脑的时间。不要长时间待在空调房间，适时开窗通风，呼吸清新空气。

48 青光眼术后应该如何保养？

青光眼手术主要包括小梁切除术、引流物植入和粘小管手术等几种。

（1）眼表体征

术后常伴有结膜充血，眨眼不适或刺痛等，一般在 1 ~ 2 周会得以改善，小梁和引流物植入手术还可在角膜缘（一般在正上方）见有滤过泡，这些都是正常现象。

（2）用药

常规术后会使用消炎抗感染眼药水，如典必殊眼药水眼膏、左氧氟沙星等，这类药物大约使用 4 ~ 6 周后，结膜充血及眼部不适缓解后可逐量停药。术后医嘱使用的降眼压眼药水需继续使用，复查期间咨询门诊医生观察手术效果后再考虑是否停用。

（3）复查

术后 1 周、2 周、1 个月、3 个月需到门诊复查。根据术后情况一般在2周后拆除手术缝线，随访期间监测眼压及视力改变，同时小梁手术等需在术后注意滤过泡形态，一旦扁平或过度隆起都需要及时就医调整。疫情期间可先在网上咨询，详见21讲。

49 眼外伤术后应该如何保养？

在家期间，我们应该注意哪些术后事项呢？

（1）注意术后用药是否足够到下一次复查

患者应该严格按照出院记录里的医嘱执行。不同类型的眼外伤所使用的药物可能有所区别，一般包括抗生素、散瞳剂、局部或者全身激素、止血药、营养支持类药物等。使用时，患者及家属应该特别注意用药间隔、次数、眼别，不同眼药水使用之间应间隔5 ~ 10min，过程中应注意避免污染眼药水。如果期间眼药水不足，可以通过在线APP咨询医生目前的用药情况，通过药店购买或者医院寄送。

（2）注意自己的术后体位

在家需要严格按照要求保持体位至少8小时，由于不同手术的术后体位不一样，如果填充有气体或者硅油至少需要1 ~ 2周的体位要求。这些事项会在出院记录里注明，同时，办理出院的主管医生或护士都会有交代。严格执行出院的体位要求，对于预后会有很大帮助，反之会容易出现一些并发症（如高眼压，硅油、气体进入前房等）。同时，要注意避免剧烈运动，提重物。

（3）注意眼部的相关症状

由于术后眼部炎症、缝线刺激等因素，一般术后眼红、眼部不适、异物感可能会一直持续 1 ~ 3 个月。在家期间，患者及家属应该留意是否出现异常的情况如视力持续性下降、眼红眼痛加剧、眼前黑影遮挡感或大片漂浮物、恶心呕吐等。如果存在进入眼内的异物或伤口，还有可能会存在术后感染。同时，注意另外一只眼睛的视力变化。一旦出现这些异常的情况，请立即到医院进行眼科相关检查。

总之，眼外伤的预后情况和外伤的性质和程度有很大关系，所以预防是最重要的措施，千万不要图一时的方便，造成永久的遗憾。

50 玻璃体视网膜术后应该如何保养？

玻璃体视网膜手术是眼内比较复杂精细的手术，治疗的疾病多种多样，常见的有孔源性视网膜脱离、黄斑前膜或裂孔、糖尿病性视网膜病变、葡萄膜炎等。疫情期间，可能做不到按时随访，因此，需要注意以下几方面。

（1）注意术后用药

在家期间要注意眼药水是否足量。常规玻璃体视网膜术后用药以眼药水为主，具体用法用量应参考出院记录里的要求进行使用，避免漏点、频点、错点。不同药物使用之间应间隔 5 ~ 10min，用药过程中应注意避免污染眼药水。请注意，术后用药不是固定不变的，如果期间眼药水不足，或者过了随访时间，可以通过在线 APP 咨询医生进行调整。

（2）注意术后体位要求

玻璃体视网膜手术有时候会在眼内填充硅油或者气体，在家期间也需要注意自己的术后体位。如果患者对此有疑问，在出院记录里会有详细说明。填充有气体或者硅油至少需要 1 ～ 2 周的体位要求。严格遵守体位要求是手术成功的关键一环，对避免术后高眼压、填充物异位等并发症都有很重要的作用。

（3）注意眼部的症状

玻璃体视网膜手术后的恢复周期比较长，视力也是缓慢提高的，因此，术后相当长一段时间可能会存在眼红、眼痛、异物感等不适，这是由于术后的炎症反应或者眼表缝线引起的。在家期间，患者及家属应该注意除此之外是否出现异常的情况，如视力持续下降、眼红眼痛加剧、眼前黑影遮挡感或者大片漂浮物、恶心呕吐等，这时候需要及时到医院就诊。

（4）注意随访时间

目前基本上术后患者不能够到医院进行按时随访。存在可能由于失访导致视力下降，其常见的原因包括高眼压未及时处理导致视神经萎缩，糖尿病不注意血糖控制导致眼底病变加重复发等，在疫情期间，还是可以通过在线 APP 和手术团队医生保持联系，不适情况及时反馈。

参考文献

1. 国家卫生健康委员会. 新型冠状病毒感染的肺炎诊疗方案（试行第六版）. 2020-02-18[2020-02-18]. http://www.nhc.gov.cn/yzygj/s7653p/202002/8334a8326dd94d329df351d7da8aefc2.shtml
2. 国家卫生健康委员会 . 新型冠状病毒肺炎防控方案（第四版）. 2020-02-06[2020-02-06]. http://www.nhc.gov.cn/yzygj/s7653p/202001/4294563ed35b43209b31739bd0785e67.shtml
3. 国家卫生健康委宣传司，中国健康教育中心 . 新型冠状病毒感染的肺炎健康教育手册 . 北京：人民卫生出版社，2020.
4. 国家卫生健康委员会疾病预防控制局，中国疾病预防控制中心 . 新型冠状病毒感染的肺炎公众防护指南 . 北京：人民卫生出版社，2020.
5. 中国疾病预防控制中心新型冠状病毒肺炎应急响应机制流行病学组 . 新型冠状病毒肺炎流行病学特征分析 . 中华流行病学杂志，2020，41（2）：145-151.
6. 中华预防医学会公共卫生眼科分会，北京医学会眼科专业委员会及眼科专业青年委员会 . 新型冠状病毒疫情期间眼科防护专家建议 . 中华眼科杂志，2020，56：E002.
7. 北京卫生健康委员会 . 北京市新冠病毒感染的肺炎医务人员防护指南 .2020.02.03

8. 河南省卫生健康委 . 河南省医疗机构内新型冠状病毒 100 个感染防控流程 .2020.02.06
9. 中国医学科学院北京协和医学院专家组 . 协和新型冠状病毒肺炎防护手册 . 北京 . 中国协和医科大学出版社，2020.
10. 四川大学华西医院 . 四川大学华西医院新型冠状病毒感染防控手册（第一版）. 2020.1.29.
11. 陈浩宇，张铭志 . 新型冠状病毒感染疫情期间眼健康管理（一）. 汕头大学·香港中文大学联合汕头国际眼科中心，2020.02.06
12. 卓然，孙浙阳，毛欣杰，等 . 视光门诊院感防控手册（2020 版）. 温州医科大学附属眼视光医院 .2020.
13. 周翔天，瞿佳 . 新型冠状病毒与眼，我们所知道的与我们应该做的 . 中华眼视光学与视觉科学杂志，2020，22：E001.
14. 张明昌，谢华桃，许康康，等 . 新型冠状病毒疫情期间眼科检查器具的消毒及医务人员的防护 . 中华眼科杂志，2020，56：E001.
15. 尹胜杰，张铭志 . 暴发性流行性疾病病毒传播途径与眼病 . 中华实验眼科杂志，2020，38（2）： 156-160.
16. 邵蕾，魏文斌 . 新型冠状病毒感染防控中眼科医务工作者的防护建议 . 国际眼科纵览，2020，44（1）：1-4.
17. 高铃，叶剑 . 新型冠状病毒感染疫情下眼科诊疗工作的困难和应对措施 . 眼科，2020，29（2）：81-83.
18. 重症监护病房医院感染预防与控制规范 WS/T 509—2016. 中国感染控制杂志，2017，16（2）：191-194.
19. 张黎明，王建荣，杨晓秋，等 . 综合医院护理体系应对突发

SARS 疫情的对策 . 中华护理杂志，2003，38（6）：402-405.

20. Knop E，Knop N. Anatomy and immunology of the ocular surface. Chem Immunol Allergy，2007，92：36-49.
21. Kalkan A，Ozden M，Yilmaz T，et al. A case of mumps conjunctivitis：detection of the virus RNA by nested PCR in tear sample. Scand J Infect Dis，2004，36（9）：697-700.
22. Kaufman H E，Azcuy A M，Varnell E D，et al. HSV-1 DNA in tears and saliva of normal adults. Invest Ophthalmol Vis Sci，2005，46（1）：241- 247.
23. Zhou Y，Zeng Y，Tong Y，et al. Ophthalmologic evidence against the interpersonal transmission of 2019 novel coronavirus through conjunctiva. medRxiv，2020.02.12. (published online first: Epub date)
24. Britt J M，Clifton B C，Barnebey H S，et al. Microaerosol formation in noncontact'air-puff'tonometry.Arch Ophthalmol，1991，109（2）：225:228.
25. Markwell H, Godkin D. Visitor restrictions during a public health emergency：ethical issues and guidelines for policy development.Ministry of Health and Long Term Care，2004.
26. McCleary L，Munro M，Jackson L，et al. Impact of SARS visiting restrictions on relatives of long-term care residents. Journal of Social Work in Long-Term Care，2006，3（3-4）：3-20.